Tumordokumentation in Klinik und Praxis

Herausgegeben von
G. Wagner J. Dudeck E. Grundmann P. Hermanek

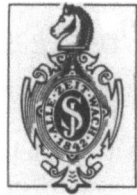

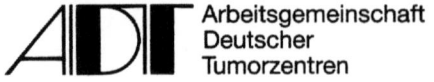 Arbeitsgemeinschaft Deutscher Tumorzentren   World Health Organization

Tumordokumentation in Klinik und Praxis

Herausgegeben von:

G. Wagner
Institut für Epidemiologie und Biometrie
Deutsches Krebsforschungszentrum
Im Neuenheimer Feld 280
D-69120 Heidelberg

J. Dudeck
Institut für Medizinische Informatik
Universität Gießen
Heinrich-Buff-Ring 44
D-35392 Gießen

E. Grundmann
Gerhard-Domagk-Institut für Pathologie
Universität Münster
Domagkstraße 17
D-48149 Münster

P. Hermanek
Abteilung für Klinische Pathologie
Chirurgische Klinik der Universität Erlangen-Nürnberg
Maximiliansplatz
D-91054 Erlangen

Diese Reihe besteht aus folgenden Bänden:
Basisdokumentation für Tumorkranke
Organspezifische Tumordokumentation
Tumorlokalisationsschlüssel
Tumorhistologieschlüssel

G. Wagner (Hrsg.)

Tumor-lokalisations-schlüssel

International Classification
of Diseases for Oncology
ICD-O, 2. Auflage
Topographischer Teil

Fünfte Auflage

Springer-Verlag
Berlin Heidelberg New York
London Paris Tokyo
Hong Kong Barcelona
Budapest

Professor Dr. med. Gustav Wagner
Institut für Epidemiologie und Biometrie
Deutsches Krebsforschungszentrum
Im Neuenheimer Feld 280
D-69120 Heidelberg

Die Originalausgabe wurde 1990 von der World Health Organization unter dem Titel *International Classification of Diseases for Oncology (ICD-O), 2nd edition* veröffentlicht.
© World Health Organization 1990.
Die World Health Organization erteilte dem Springer-Verlag die Lizenz für die deutsche Ausgabe, für die er allein die Verantwortung trägt.

ISBN-13: 978-3-540-56821-6   e-ISBN-13: 978-3-642-84974-9
DOI: 10.1007/978-3-642-84974-9

Die Deutsche Bibliothek – CIP-Einheitsaufnahme
Tumorlokalisationsschlüssel: topographischer Teil = International classification of diseases for oncology ICD-O / G. Wagner (Hrsg.). - 5. Aufl. - Berlin ; Heidelberg ; New York ; London ; Paris ; Tokyo ; Hong Kong ; Barcelona ; Budapest : Springer, 1991 (Tumordokumentation in Klinik und Praxis) Einheitssacht.: International classification of diseases for oncology <dt.> Teilausg. - Forts. bildet: Tumor-Histologie-Schlüssel
ISBN 3-540-56821-2
NE: Wagner, Gustav [Hrsg.]; PT; EST

Dieses Werk ist urheberrechtlich geschützt. Die dadurch begründeten Rechte , insbesondere die der Übersetzung, des Nachdrucks, des Vortrags, der Entnahme von Abbildungen und Tabellen, der Funksendung, der Mikroverfilmung oder der Vervielfältigung auf anderen Wegen und der Speicherung in Datenverarbeitungsanlagen, bleiben, auch bei nur auszugsweiser Verwertung vorbehalten. Eine Vervielfältigung dieses Werkes oder von Teilen dieses Werkes ist auch im Einzelfall nur in den Grenzen der gesetzlichen Bestimmungen des Urheberrechtsgesetzes der Bundesrepublik Deutschland vom 9. September 1965 in der jeweils gültigen Fassung zulässig. Sie ist grundsätzlich vergütungspflichtig. Zuwiderhandlungen unterliegen den Strafbestimmungen des Urheberrechtsgesetzes.

© Springer-Verlag Berlin Heidelberg 1979, 1988, 1991, 1993
Softcover reprint of the hardcover 5th edition 1993

Die Wiedergabe von Gebrauchsnamen, Handelsnamen, Warenbezeichnungen usw. in diesem Werk berechtigt auch ohne besondere Kennzeichnung nicht zu der Annahme, daß solche Namen im Sinne der Warenzeichen- und Markenschutz-Gesetzgebung als frei zu betrachten wären und daher von jedermann benutzt werden dürften.

Produkthaftung: Für Angaben über Dosierungsanweisungen und Applikationsformen kann vom Verlag keine Gewähr übernommen werden. Derartige Angaben müssen vom jeweiligen Anwender im Einzelfall anhand anderer Literaturstellen auf ihre Richtigkeit überprüft werden.

Satz: Reproduktionsfertige Vorlage vom Autor
19/3145-5 4 3 2 1 0 - Gedruckt auf säurefreiem Papier

Vorwort zur 5. Auflage

Der erstmalig 1974 erschienene Tumorlokalisationsschlüssel - die deutschsprachige Fassung des Topographieteils der ICD-O - hat sich als Kodierungsrichtlinie bei der Dokumentation maligner Tumoren bewährt.

Die in der 2. Auflage der ICD-O (1990) gegenüber der 1. Auflage teilweise veränderten Lokalisationsangaben und grundlegend geänderten Notationen machten 1991 eine 4. Auflage des Tumorlokalisationsschlüssels erforderlich, die unerwartet schnell vergriffen war. Die jetzt vorgelegte, bis auf einige erforderliche Korrekturen im wesentlichen unveränderte 5. Auflage trägt der anhaltenden Nachfrage nach dem Schlüssel Rechnung.

Für die Erstellung der druckfertigen Textvorlage sage ich Frau Angela Celso (Deutsches Krebsforschungszentrum Heidelberg) meinen besten Dank.

Dem Springer-Verlag danke ich für die erneute verlegerische Betreuung des Bandes und die zügige Herstellung der Neuauflage.

Im Rahmen der Bemühungen der Arbeitsgemeinschaft Deutscher Tumorzentren (ADT) um eine einheitliche und vergleichbare Datenerfassung bei möglichst vielen Tumorpatienten ist der Tumorlokalisationsschlüssel für den behandelnden Arzt ein unverzichtbares Hilfsmittel.

Heidelberg, im Sommer 1993   Gustav Wagner

Inhaltsverzeichnis

I   EINLEITUNG 1

II   SYSTEMATISCHER TEIL 13

C00-C14	LIPPEN, MUNDHÖHLE, PHARYNX	15
C00	Lippen	15
C01,C02	Zunge	15
C03	Mundschleimhaut	17
C04	Mundboden	17
C05	Gaumen	17
C06	Andere und nicht näher bezeichnete Teile des Mundes ...	19
C07	Parotis	19
C08	Speicheldrüsen, große	19
C09	Tonsille	19
C10	Oropharynx	21
C11	Nasopharynx	21
C12	Sinus piriformis	21
C13	Hypopharynx	21
C14	Andere und ungenau bezeichnete Lokalisationen im Mundbereich	23
C15-C26	VERDAUUNGSORGANE	23
C15	Ösophagus	23
C16	Magen	25
C17	Dünndarm	27
C18	Dickdarm	27
C19	Rektosigmoid	29
C20	Rektum	29
C21	Anus und Analkanal	29
C22	Leber und intrahepatische Gallengänge	31
C23	Gallenblase	31
C24	Andere und nicht näher bezeichnete Teile der Gallenwege ...	31
C25	Pankreas	33
C26	Verdauungsorgane o.n.A.	33

C30-C39	ATMUNGSSYSTEM UND INTRATHORAKALE ORGANE	35
C30	Nasenhöhle und Mittelohr	35
C31	Nebenhöhlen	35
C32	Larynx	35
C33	Trachea	37
C34	Bronchien und Lunge	37
C37	Thymus	39
C38	Herz, Mediastinum, Pleura	39
C39	Ungenaue Lokalisationen im Respirationssystem	39

C40-C41	KNOCHEN, GELENKE, GELENKKNORPEL	41
C40	Knochen, Gelenke und Gelenkknorpel der Extremitäten	41
C41	Knochen, Gelenke und Gelenkknorpel anderer und nicht näher bezeichneter Lokalisationen	43

C42	HÄMATOPOETISCHES UND RETIKULOENDOTHELIALES SYSTEM	47

C44	HAUT	49

C47	PERIPHERE NERVEN UND AUTONOMES NERVENSYSTEM	53

C48	RETROPERITONEUM UND PERITONEUM	55

C49	BINDEGEWEBE, SUBKUTANE UND ANDERE WEICHTEILGEWEBE	57

C50	BRUST	63

C51-C58	WEIBLICHE GENITALORGANE	65
C51	Vulva	65
C52	Vagina	65
C53	Cervix uteri	65
C54,C55	Corpus uteri	67
C56	Ovar	67
C57	Andere und nicht näher bezeichnete Bereiche der weiblichen Genitalorgane	67
C58	Plazenta	67

C60-C63		MÄNNLICHE GENITALORGANE	69
	C60	Penis	69
	C61	Prostata	69
	C62	Hoden	69
	C63	Andere und nicht näher bezeichnete männliche Genitalorgane	69
C64-C68		HARNORGANE	71
	C64	Niere	71
	C65	Nierenbecken	71
	C66	Ureter	71
	C67	Harnblase	71
	C68	Andere und nicht näher bezeichnete Organe des Harntraktes	73
C69-C72		AUGE, GEHIRN UND ANDERE TEILE DES ZENTRALNERVENSYSTEMS	75
	C69	Auge und Adnexe	75
	C70	Hirnhäute	77
	C71	Gehirn	77
	C72	Rückenmark, Hirnnerven und andere Teile des ZNS	81
C73-C75		ENDOKRINE DRÜSEN	83
	C73	Schilddrüse	83
	C74	Nebennieren	83
	C75	Andere endokrine Drüsen	83
	C76	ANDERE UND MANGELHAFT BEZEICHNETE LOKALISATIONEN	85
	C77	LYMPHKNOTEN	87
	C80	UNBEKANNTE PRIMÄRLOKALISATION	89

III ALPHABETISCHER INDEX 91

Anhang: KONVERSIONSLISTE 111

I
EINLEITUNG

Die hier vorgelegte 5. Auflage des Tumorlokalisationsschlüssels lehnt sich so eng wie möglich an das Notationssystem des Topographieteils der ICD-O (2. Auflage) an, deren Ziel es ist, als Kodierungsrichtlinie für eine weltweit einheitliche Erfassung von Art und Sitz maligner Tumoren zu dienen. Allerdings war der Tumorlokalisationsschlüssel schon in früheren Auflagen im Gegensatz zu dem durchweg vierstelligen Topographiecode der ICD-O an einigen Stellen, wo dies wünschenswert erschien, auf fünf Stellen erweitert worden. Damit wurde eine feinere Untergliederung und ein exakteres Ansprechen der Lokalisation des Tumors bei einigen Organsystemen (z.B. Haut, Knochen, Nervensystem, Lymphknoten) ermöglicht. Beispielsweise erlaubt es der Tumorlokalisationsschlüssel, bei einem Hauttumor im Gesichtsbereich zwischen den Lokalisationen Nase (= C44.31), Wange (= C44.32), Stirn (= C44.33), Schläfe (= C44.34), Kinn (= C44.35) und Kieferwinkel (= C44.36) zu differenzieren, während die ICD-O nur den Code C44.3 (andere Teile der Gesichtshaut) kennt.

Da diese Untergliederung sich in der Vergangenheit bewährt hat, wurde sie auch in der 5. Auflage beibehalten. Selbstverständlich wurde im Interesse der internationalen Vergleichbarkeit darauf geachtet, daß bei den fünfstelligen Notationen die ersten vier Stellen mit der jeweiligen Code-Nr. der ICD-O übereinstimmen. Ein weiterer Unterschied zur ICD-O besteht in der Bebilderung des Tumorlokalisationsschlüssels, die die Wahl der jeweiligen Code-Nr. erleichtern soll.

Einige einführende Bemerkungen sollen den Aufbau des Schlüssels erläutern und seine praktische Anwendung erleichtern.

Kurzer historischer Rückblick auf die Entwicklung der Tumorklassifikation

Seit 1900 gibt es ein internationales Klassifikationssystem zur Verschlüsselung der Todesursachen: die International Classification of Diseases (ICD). Traditionellerweise ist Kapitel II für die Neoplasmen vorgesehen. Mit der Gründung der Vereinten Nationen nach dem Ende des 2. Weltkriegs übernahm die WHO die Betreuung dieses Systems und publizierte 1948 die 6. Revision der ICD. Seither ist ungefähr alle 10 Jahre eine Revision der ICD erschienen.

Anfang der 50er Jahre begann man, die ICD auch zur Kodierung von Krankheitsdiagnosen zu verwenden. Da die ICD nur den primären Sitz eines Tumors erfaßt, beim Tumorpatienten aber die histopathologische Diagnose des Tumors mindestens ebenso wichtig ist, entwickelte die American Cancer Society (ACS) 1951 einen Schlüssel für die Tumormorphologie, das Manual of Tumor Nomenclature and Coding (MOTNAC). Dies war ein zweistelliger Code für die Morphologie mit einer dritten Stelle zur Erfassung des Malignitätsgrades des Tumors.

Weitere umfassende Krankheitsdokumentationssysteme wie die Systematized Nomenclature of Pathology (SNOP) und die Systematized Nomenclature of Medicine (SNOMED) des College of American Pathologists, in denen die Tumoren nur jeweils einen Unterabschnitt bilden, seien nur beiläufig erwähnt.

Bei der Vorbereitung der ICD-9 wurde ärztlicherseits der Wunsch geäußert, für die Tumoren einen Schlüssel bereitzustellen, der auch einen Morphologieteil enthalten sollte. So entwikkelte ein internationales Expertengremium die International Classification of Diseases for Oncology (ICD-O), die 1976 in 1. Auflage herauskam. Die 1990 erschienene 2. Auflage basiert auf dem Kodierungssystem der ICD-10, die 1992 publiziert wurde. Ihr Topographieteil lehnt sich an das Kapitel II der ICD-10 an. Die Sachverhalte werden durch einen vierstelligen Code repräsentiert, der von C00.0 bis C80.9 läuft. Ein Dezimalpunkt (.) zeigt die Unterteilung der dreistelligen Kategorien an.

Unterschiede zwischen ICD-O und ICD-10

Zwischen der Struktur von ICD und ICD-O gibt es einige wesentliche Unterschiede. Bei der ICD wurde der Malignitätsgrad des jeweiligen Tumors bisher durch eine Anhängezahl (sog. Behavior Code) an die topographische ICD-Nr. charakterisiert (/0 = benigne, /1 = fragliche bzw. unbekannte Malignität, /2 = Ca in situ, /3 = maligner Primärtumor, /6 = Sekundärtumor oder Metastase). Die ICD-10 stellt für die verschiedenen Malignitätsgrade folgende Kategorien bereit: /0 → D10-D36, /1 → D37-D48, /2 → D00-D09, /3 → C00-C76, C80-C97, /6 → C77-C79. Bei der ICD-O wird der Behavior Code an den Morphologiecode angehängt.

Der alphabetische Index der ICD-10 weist unter dem Schlagwort "Neoplasma" eine fünfspaltige Tabelle mit den Überschriften Maligne, Sekundär oder metastatisch, In situ, Benigne, Unsicherer bzw. unbekannter Charakter auf. Für die Tumoren der Lunge beispielsweise:

	Maligne	Sekundär oder metastatisch	In situ	Benigne	Unsicherer bzw. unbekannter Charakter
Lunge	C34.9	C78.0	D02.2	D14.3	D38.1

Bei der ICD-O gibt es nur einen Topographiecode für die Lunge, nämlich C34.9. Der Behaviorcode ist Teil des mit M beginnenden Morphologiecodes und wechselt entsprechend der Natur des Tumors. Beispielsweise wird ein Plattenepithelkarzinom der Lunge als C34.9 - M8070/3 erfaßt, ein gutartiges Adenom der Lunge als C34.9 - M8140/0.

Die C00-C97-Kategorien der ICD-10 enthalten einige Rubriken, die entweder morphologisch definiert sind oder sekundäre bzw. metastatische Tumoren bezeichnen. Diese sind in der ICD-O weggelassen worden. Es handelt sich um die folgenden ICD-10-Kategorien:

C43	Melanom der Haut
C45	Mesotheliom
C46	Kaposi-Sarkom
C78	Sekundäre Neoplasmen des Respirations- und Verdauungssystems
C79	Sekundäre bösartige Tumoren anderer Lokalisationen
C81-C96	Maligne Neoplasmen der lymphoiden, hämatopoetischen und verwandter Gewebe
C97	Bösartige Tumoren multipler (unabhängiger) Primärlokalisation

Die Rubriken C81-C96 der ICD-10 beispielsweise erhalten in der ICD-O einen spezifischen Morphologiecode mit der Anhängezahl /3 sowie einen entsprechenden Topographiecode aus dem Bereich C00-C80.

Die Rubrik C97 der ICD-10 entfällt, da in der ICD-O multiple (unabhängige) Primärtumoren separat zu verschlüsseln sind.

Spezielle Codes in der ICD-O für die Lokalisation der Lymphknoten und des hämatopoetischen und retikuloendothelialen Systems

In der ICD-10 wird die Kategorie C77 für sekundäre und nicht spezifizierte Tumoren der Lymphknoten verwendet; in der ICD-O wird diese Code-Nr. sowohl für Primärtumoren als auch für Metastasen benutzt. Die meisten der in der ICD-10 unter den Rubriken C81-C85 aufgeführten malignen Lymphome werden daher in der ICD-O mit C77 kodiert.

Die in der ICD-10 nicht benutzte Rubrik C42 dient in der ICD-O zur Erfassung von Tumoren des hämatopoetischen und retikuloendothelialen Systems. Der Schlüssel C42 lautet:

C42.0	Blut
C42.1	Knochenmark
C42.2	Milz
C42.3	Retikuloendotheliales System o.n.A.
C42.4	Hämatopoetisches System o.n.A.

Beispielsweise wird eine chronische lymphatische Leukämie in der ICD-10 als C91.1 verschlüsselt, in der ICD-O dagegen als C42.1 - M9823/3.

Unterteilungen des Ösophagus

Um die Speiseröhre zu unterteilen, werden leider sowohl in der ICD-O als auch in der ICD-10 zwei inkompatible Systeme benutzt; die Bezeichnungen der ICD-O lauten wie folgt:

C15	ÖSOPHAGUS
C15.0	Zervikaler Ösophagus
[C15.1]	[Thorakaler Ösophagus]
[C15.2]	[Abdominaler Ösophagus]
C15.3	Ösophagus, oberer intrathorakaler Abschnitt
C15.4	Ösophagus, mittlerer intrathorakaler Abschnitt
C15.5	Ösophagus, unterer intrathorakaler Abschnitt
C15.8	Ösophagus (mehrere Teilbereiche)
C15.9	Ösophagus o.n.A.

Im Interesse einer einheitlichen Verschlüsselung wird vorgeschlagen, die Rubriken C15.1 und C15.2 möglichst nicht zu verwenden.

Branchiogene Fistel und Meckel-Divertikel

Diese beiden Begriffe wurden in die ICD-O aufgenommen, um eine Code-Nr. für solche Tumoren bereitzustellen, die in diesen kongenitalen Anomalien entstehen.

Vorsilben

Die Vorsilben peri-, para-, prä-, supra-, infra- usw. werden bei Lokalisationsangaben häufig benutzt. Einige durch derartige Vorsilben modifizierte topographische Bezeichnungen sind in der ICD-O aufgeführt und haben besondere Schlüsselnummern erhalten. Zum Beispiel werden "periadrenales Gewebe", "peripankreatisches Gewebe" und "retrozäkales Gewebe" aufgeführt und unter C48.0, d.h. "Retroperitoneum", verschlüsselt. "Paraaortaler Lymphknoten" erhält dieselbe Schlüsselnummer wie "aortaler Lymphknoten", nämlich C77.2. Es ist hier nicht möglich, alle topographischen Bezeichnungen aufzuführen, die in der ICD-O durch solche Vorsilben modifiziert werden können.

Topographische Regionen und ungenau angegebene Lokalisationen

Das Verschlüsseln von Diagnosen, die sich lediglich auf Körperregionen oder ungenau angegebene Lokalisationen (o.n.A. = ohne nähere Angabe) stützen, bereitet Probleme. Die meisten solcher ungenauen Lokalisationsangaben werden unter C76 erfaßt. Viele von ihnen können sich auf verschiedene Gewebe beziehen, oft aber wird das Ursprungsgewebe nicht vermerkt sein. Zum Beispiel kann sich die Lokalisation "Arm" sowohl auf die "Haut des Arms" als auch auf die "Weichteilgewebe des Arms", ja sogar auf die "Knochen des Arms" beziehen. "Arm o.n.A." erhält die Code-Nr. C76.4.

Um das Verschlüsseln von Tumoren bestimmter Regionen zu erleichtern, werden im alphabetischen Index alle in diesem Bereich je nach Gewebeart zu unterscheidenden Codenummern aufgeführt. So erscheint "Arm" im alphabetischen Index mit folgenden Schlüsselzahlen:

        ARM

C76.4	**Arm** o.n.A.
C40.0	Knochen, Gelenke
C44.6	Haut
C47.1	Autonomes Nervensystem, periphere Nerven
C49.1	Weichteilgewebe (Bindegewebe, Fett, Muskeln, Sehnen usw.)
C77.3	Lymphknoten

Ektodermale Tumoren (Karzinome, Melanome, Naevi) des Arms sind entsprechend unter C44.6, mesodermale Tumoren (Sarkome, Lipome usw.) unter C40.0, C47.1 oder C49.1 zu verschlüsseln.

Im folgenden werden einige Sammel-Nr. für *ungenaue Lokalisationsangaben* aufgeführt.

C06.9	Kleine Speicheldrüsen o.n.A.
C08.9	Große Speicheldrüsen o.n.A.
C14.8	Tumoren der Mundhöhle und des Rachens, deren Ausgangspunkt keiner der Rubriken C00-C14.2 zugeordnet werden kann
C26.8	Tumoren der Verdauungsorgane, deren Ausgangspunkt keiner der Rubriken C15-C26.0 zugeordnet werden kann
C26.9	Verdauungstrakt o.n.A.
C39.8	Tumoren des Respirationstraktes, deren Ausgangspunkt keiner der Rubriken C30-C39.0 zugeordnet werden kann
C39.9	Respirationstrakt o.n.A.
C41.8	Tumoren der Knochen und Gelenke, deren Ausgangspunkt keiner der Rubriken C40-C41.4 zugeordnet werden kann
C41.9	Knochen, Knorpel, Gelenke o.n.A.
C44.9	Haut o.n.A.
C49.9	Bindegewebe und andere Weichteilgewebe o.n.A.
C50.9	Mamma o.n.A.
C57.8	Tumoren der weiblichen Genitalorgane, deren Ausgangspunkt keiner der Rubriken C51-C57.7 und C58.9 zugeordnet werden kann
C63.9	Tumoren der männlichen Genitalorgane, deren Ausgangspunkt keiner der Rubriken C60-C63.7 zugeordnet werden kann
C68.8	Tumoren der Harnorgane und ableitenden Harnwege, deren Ausgangspunkt keiner der Rubriken C64-C68.1 zugeordnet werden kann
C68.9	Harnorgane o.n.A.
C69.9	Auge o.n.A.
C71.9	Gehirn o.n.A.
C72.9	Nervensystem o.n.A.
C75.9	Endokrine Drüsen o.n.A.
C76.0	Kopf, Gesicht, Hals o.n.A.
C76.1	Thorax, o.n.A.
C76.2	Bauch o.n.A.
C76.3	Becken o.n.A.
C76.4	Obere Extremität o.n.A.
C76.5	Untere Extremität o.n.A.
C76.7	Andere mangelhaft bezeichnete Lokalisationen (z.B. Rücken, Flanke, Stamm)
C77.9	Lymphknoten in nicht näher bezeichneter Region

In der 4. Auflage neu hinzugekommene Sachverhalte und ihre Notationen

C00.2	Lippenrot o.n.A.
C05.8	Gaumen (mehrere Teilbereiche)
C06.11	Sulcus alveolaris
C09.8	Tonsille (mehrere Teilbereiche)
C14.1	Laryngopharynx
C21.2	Kloakenregion
C40.24	Tibiofibulargelenk
C40.37	Andere Fußwurzelgelenke
C41.08	Keilbein (Os sphenoidale)
C41.09	Zungenbein (Os hyoidale)
C41.8	Knochen, Gelenke und Gelenkknorpel (mehrere Teilbereiche) sowie Tumoren der Knochen, Gelenke und Gelenkknorpel, deren Ausgangspunkt keiner der Rubriken C40-C41.4 zugeordnet werden kann
C44.69	Subungualgegend (Hand)
C44.79	Subungualgegend (Fuß)
C47.x	Periphere Nerven und autonomes Nervensystem (der Abschnitt wurde gegenüber früher wesentlich erweitert)
C48.8	Peritoneum und Retroperitoneum (mehrere Teilbereiche)
C49.07	Supraklavikuläre Region (Weichteile)
C49.37	Gefäße im Thoraxbereich (außer Aorta und V. cava superior)
C49.58	M. glutaeus maximus
C54.1	Endometrium (Stroma und Drüsen)
C54.2	Myometrium
C57.7	Wolff-Gang
C57.8	Tumoren der weiblichen Genitalorgane, deren Ausgangspunkt keiner der Rubriken C51-C57.7 und C58.9 zugeordnet werden kann
C57.9	Weibliche Genitalorgane o.n.A.
C60.8	Penis (mehrere Teilbereiche)
C63.8	Tumoren der männlichen Genitalorgane, deren Ausgangspunkt keiner der Rubriken C60-C63.7 zugeordnet werden kann
C68.8	Tumoren der Harnorgane, deren Ausgangspunkt keiner der Rubriken C64-C68.1 zugeordnet werden kann
C71.06	Operculum
C72.8	Tumoren des ZNS, deren Ausgangspunkt keiner der Rubriken C70-C72.5 zugeordnet werden kann
C76.8	Mangelhaft bezeichnete Lokalisationen (überlappende Bereiche)
C77.09	Sonstige Lymphknoten im Kopf-Hals-Bereich
C77.19	Sonstige intrathorakale Lymphknoten
C77.29	Ln. retroperitoneales
C77.34	Ln. subscapulares
C77.48	Sonstige inguinale Lymphknoten (z.B. Cloquet und Rosenmüller)

Multiple Neubildungen

Multiple Neubildungen beim selben Patienten zur gleichen Zeit bereiten viele Verschlüsselungsschwierigkeiten; Patentlösungen für alle möglicherweise auftauchenden Probleme können nicht angegeben werden.

Es gelten folgende allgemeine Regeln:

1. Zwei oder mehr getrennte Neubildungen verschiedener Lokalisationen sollten getrennt verschlüsselt werden, auch wenn sie morphologisch vom gleichen Typ sind. Beispielsweise sollte "Plattenepithelkarzinom der Stirn und des Arms" zweimal (und zwar sowohl unter C44.33 als auch unter C44.6) verschlüsselt werden.

Schwierig zu verschlüsseln ist die ungenaue Diagnose "Karzinom der Lunge und der Nebenniere", da man nicht unterscheiden kann, ob es sich um zwei getrennte Karzinome handelt (eines in der Nebenniere und eines in der Lunge) oder um ein Karzinom, das primär im einen oder anderen Ursprungsort begann und in die andere Lokalisation metastasiert ist. Genauere Informationen sind erforderlich, bevor man eine derartige Diagnose verschlüsseln kann.

2. Bestimmte Tumorformen kommen multipel vor; derartige Diagnosen sollten als eine einzige Neubildung verschlüsselt werden, und die Notation sollte so gewählt werden, daß sie möglichst alle erwähnten Lokalisationen umfaßt. Zum Beispiel sollte "Adenomatose im Rektum und Colon sigmoideum" mit C19.9 (Kolon und Rektum) verschlüsselt werden.

Überlappende Lokalisationen

Mehrere Lokalisationen werden bei der Diagnose einer einzigen Neubildung häufig dann aufgeführt, wenn der genaue Entstehungsort nicht mehr festgestellt werden kann. Ein Tumor, der sich über die Grenzen von zwei oder mehr Unterkategorien einer dreistelligen Rubrik erstreckt und dessen Ursprungsort keiner der vierstelligen Unterkategorien innerhalb dieser Rubriken exakt zugeordnet werden kann, sollte die Codegruppe ".8" erhalten. Zum Beispiel sollte die Diagnose "Karzinom des oberen und mittleren Drittels der Speiseröhre" unter C15.8 verschlüsselt werden. Diese Diagnose zeigt an, daß es sich um ein einziges Karzinom handelt, welches sich ausgedehnt hat und zwei verschiedene Teile der Speiseröhre involviert. Bei Befall mehrerer der vierstelligen Unterbezirke wird die dreistellige Notation plus "8" in der vierten Stelle verschlüsselt. (Beispiel: Schilddrüse - Isthmus + Seitenlappen = C73.98)

Für gewisse Tumoren, die mehr als einen anatomischen Unterbezirk involviert haben, sind inklusive Schlüssel vorgesehen, beispielsweise

C02.8	mehrere Teilbereiche der Zunge überlappender Tumor
C08.8	überlappender Tumor der großen Speicheldrüsen
C14.8	überlappender Tumor von Lippe, Mundhöhle und Pharynx
C21.8	überlappender Tumor von Rektum, Anus und Analkanal
C24.8	überlappender Tumor der Gallengänge
C26.8	überlappender Tumor des Verdauungstraktes
C39.8	überlappender Tumor der Atemwege
C41.8	überlappender Tumor der Knochen und Gelenke
C49.8	überlappender Tumor der Weichteilgewebe
C57.8	überlappender Tumor der weiblichen Genitalorgane
C63.8	überlappender Tumor der männlichen Genitalorgane
C68.8	überlappender Tumor der Harnorgane
C72.8	überlappender Tumor des Gehirns und des ZNS

<u>Allgemeine Bemerkungen zur Verschlüsselung der Lokalisation</u>

Mit "o.n.A." (ohne nähere Angaben) gekennzeichnete Begriffe sollen immer dann verwendet werden, wenn die Lokalisation nicht durch weitere Zusätze oder exaktere topographische Begriffe differenziert werden kann.

Beispiel:	Lunge (o.n.A.)	= C34.9
aber:	Lunge, Oberlappenbronchus	= C34.1
	Auge (o.n.A.)	= C69.9
aber:	Retina	= C69.2

Tumoren, die die Grenzen von zwei oder mehreren Bereichen bzw. Unterbezirken überschreiten und deren Ursprungsort nicht mehr exakt festgestellt werden kann, sollten, wo dies möglich ist, in die Subkategorie ".8" (mehrere Teilbereiche überlappend) eingeordnet werden.

In den Erhebungsbögen, in denen eine Verschlüsselung nach dem hier vorliegenden Tumorlokalisationsschlüssel erfolgen soll, sind dafür fünf Stellen (fünf Kästchen) vorzusehen. Dabei ist darauf zu achten, daß stets *linksbündig* verschlüsselt wird. Das heißt, daß bei Wahl einer vierstelligen Notation das *letzte* der fünf Kästchen nicht ausgefüllt wird. Diese Regel ist streng zu beachten, da sonst Stellenfehler auftreten. Diese sind zwar leicht erkennbar, da die Notationen ja nur von C00.0 bis C80.9 laufen; sie sind aber doch ärgerlich; und sie lassen sich leicht vermeiden, wenn die Regel der linksbündigen Verschlüsselung befolgt wird.

Um das Umkodieren von nach dem alten Kodierungssystem erfaßten Lokalisationsangaben in das neue Notationssystem der 2. Auflage der ICD-O zu erleichtern, wird dem Lokalisationsschlüssel im Anhang eine Konversionsliste beigegeben. Mit Hilfe dieser Liste ist eine automatische Umkodierung von im Computer gespeicherten Daten möglich.

Alphabetischer Index

Der alphabetische Index soll das Suchen nach der richtigen Code-Nr. im speziellen Fall erleichtern und den Kodierer schnell auf die in Frage kommende Notationsgruppe im systematischen Teil hinführen. Zur Erleichterung dieser Suche dienen zusätzlich folgende typographischen Auszeichnungen:

- **Körperregionen** sind in **halbfetter** Type herausgehoben;

- ORGANBEZEICHNUNGEN (Kodierungen mit nachgestelltem x) sind VERSAL gedruckt. Sie sollen den Kodierer darauf hinweisen, daß diese Lokalisationen im systematischen Teil noch näher differenziert werden können.

- Spezifizierte Lokalisationsangaben - gedruckt in Normaltype - entsprechen den Angaben im systematischen Teil. Allerdings enthält der alphabetische Index mehr Begriffe als der systematische Teil, da er zusätzlich Synonyme, volkstümliche Bezeichnungen und unterschiedliche Schreibweisen berücksichtigt.

Begriffe in eckigen Klammern sollten möglichst nicht benutzt werden.

II
SYSTEMATISCHER TEIL

C00–C02 LIPPEN, ZUNGE

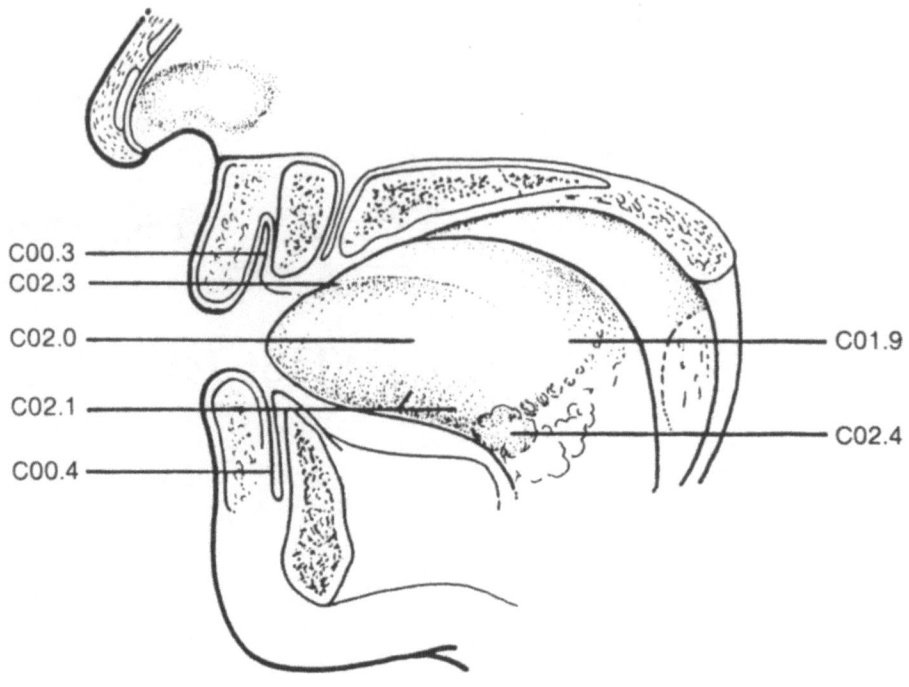

C00-C02 LIPPEN, ZUNGE

C00 LIPPEN

C00.0	Oberlippe, Lippenrot (ohne Haut der Oberlippe, = C44.01)
C00.1	Unterlippe, Lippenrot (ohne Haut der Unterlippe, = C44.02)
C00.2	Lippenrot, o.n.A.
C00.3	Schleimhaut der Oberlippe
C00.4	Schleimhaut der Unterlippe
C00.5	Lippenschleimhaut o.n.A.
C00.6	Lippenkommissur, Mundwinkel
C00.8	Lippen (mehrere Teilbereiche überlappend)
C00.9	Lippe o.n.A. (ohne Haut der Lippen, = C44.0)

C01-C02 ZUNGE

C01.9	Zungengrund (Hinteres Zungendrittel, Zungenwurzel)
C02.0	Zungenrücken (vordere 2/3 des Zungenrückens)
C02.1	Zungenrand, Zungenspitze
C02.2	Zungenunterfläche, Zungenfrenulum
C02.3	Zunge, vordere 2/3, o.n.A.
C02.4	Zungentonsille
C02.8	Zunge (mehrere Teilbereiche, Verbindungszone)
C02.9	Zunge o.n.A.

C03–C05   MUNDSCHLEIMHAUT, MUNDBODEN, GAUMEN

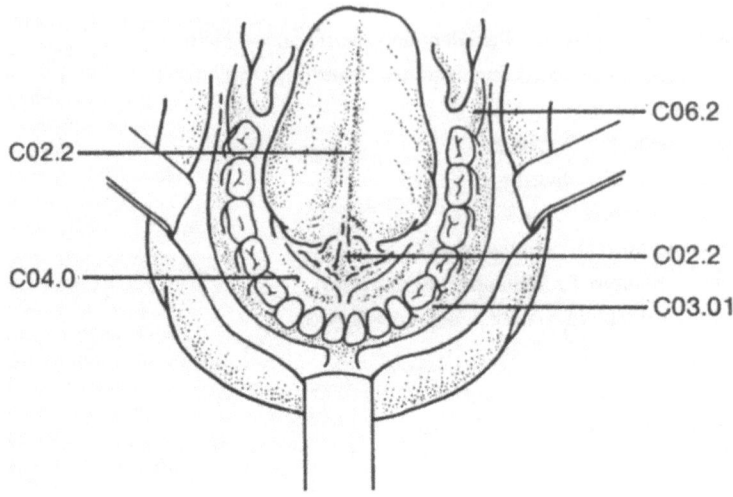

C03–C05 MUNDSCHLEIMHAUT, MUNDBODEN, GAUMEN

C03 MUNDSCHLEIMHAUT

C03.0		Oberkieferschleimhaut
	C03.01	Gingiva im Oberkiefer
	C03.02	Schleimhaut des Alveolarfortsatzes im Oberkiefer
	C03.03	Alveole im Oberkiefer
C03.1		Unterkieferschleimhaut
	C03.11	Gingiva im Unterkiefer
	C03.12	Schleimhaut des Alveolarfortsatzes im Unterkiefer
	C03.13	Alveole im Unterkiefer
C03.8		Mundschleimhaut (mehrere Teilbereiche)
C03.9		Mundschleimhaut o.n.A., parodontales Gewebe

C04 MUNDBODEN

C04.0	Vorderer Mundboden
C04.1	Seitlicher Mundboden
C04.8	Mundboden (mehrere Teilbereiche überlappend)
C04.9	Mundboden o.n.A.

C05 GAUMEN

C05.0	Harter Gaumen
C05.1	Weicher Gaumen (ohne Nasopharynx-Anteil, = C11.3)
C05.2	Uvula
C05.8	Gaumen (mehrere Teilbereiche überlappend)
C05.9	Gaumen o.n.A.

C06–C09   MUND o.n.A., PAROTIS, SPEICHELDRÜSEN, TONSILLE

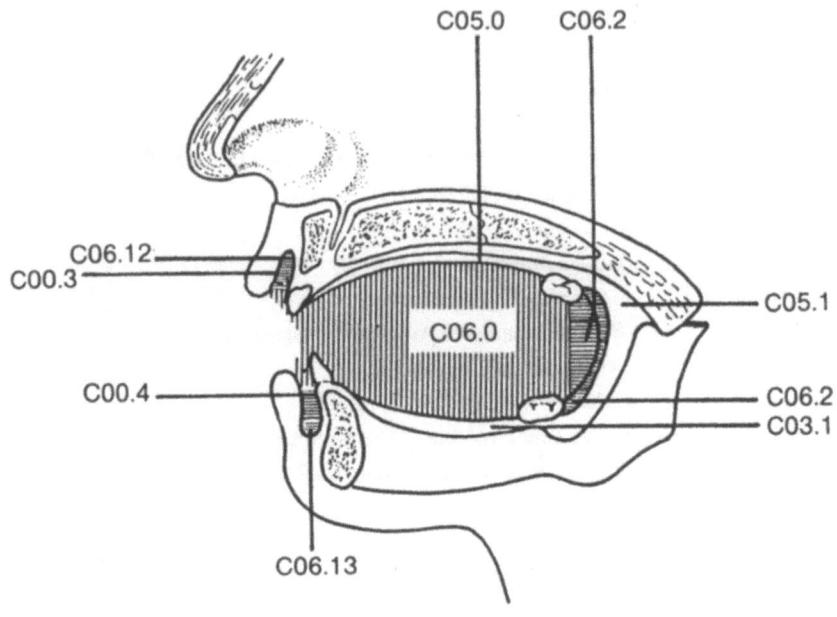

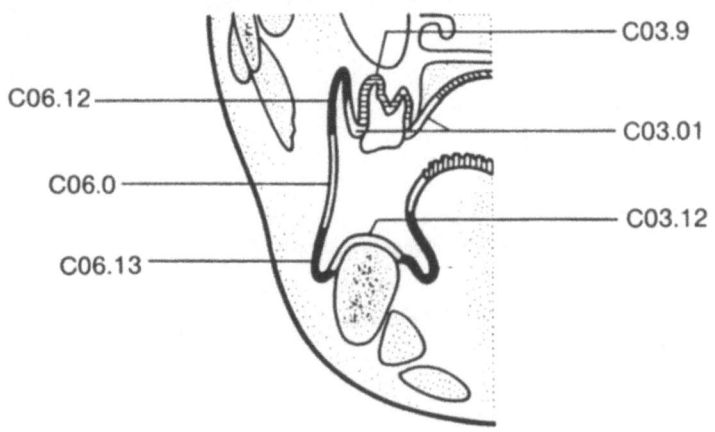

C06-C09 MUND o.n.A., PAROTIS, SPEICHELDRÜSEN, TONSILLE

C06 ANDERE UND NICHT NÄHER BEZEICHNETE TEILE DES MUNDES

C06.0		Wangenschleimhaut
C06.1		Vestibulum oris
	C06.11	Sulcus alveolaris
	C06.12	Sulcus buccomaxillaris
	C06.13	Sulcus buccomandibularis
C06.2		Retromolare Zone, Trigonum retromolare
C06.8		Mundhöhle (mehrere Teilbereiche überlappend)
C06.9		Mund o.n.A., Mundhöhle o.n.A., kleine Speicheldrüsen o.n.A.

C07 PAROTIS

C07.9	Parotis (einschl. Stensen-Gang)

C08 SPEICHELDRÜSEN, GROSSE

C08.0	Gl. submandibularis (einschl. Wharton-Gang)
C08.1	Gl. sublingualis (mit Ausführungsgang)
C08.8	Große Speicheldrüsen (mehrere Teilbereiche überlappend)
C08.9	Große Speicheldrüsen o.n.A.

C09 TONSILLE (ohne Zungentonsille, = C02.4 und Rachentonsille, = C11.1)

C09.0	Tonsillennische
C09.1	Gaumenbogen
C09.8	Tonsille (mehrere Teilbereiche überlappend)
C09.9	Gaumentonsille, Tonsille o.n.A.

C10–C13 OROPHARYNX, NASOPHARYNX, HYPOPHARYNX

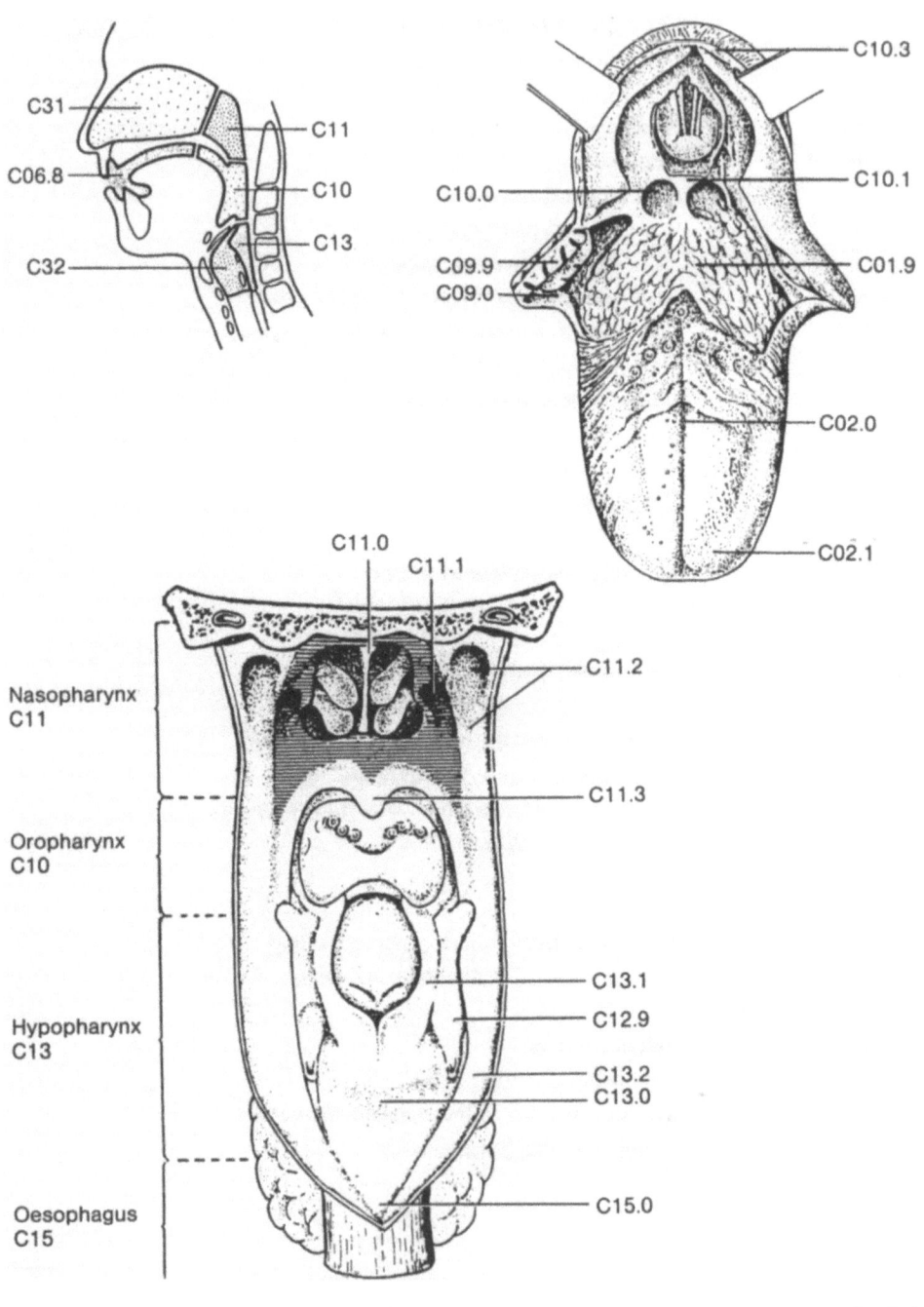

C10-C13 OROPHARYNX, NASOPHARYNX, HYPOPHARYNX

C10 OROPHARYNX

C10.0	Vallecula epiglottica (ohne Zungengrund, = C01.9)
C10.1	Vordere, linguale Epiglottisfläche
C10.2	Oropharynx, Seitenwand (auch Glossotonsillarfurche)
C10.3	Oropharynx, Hinterwand
C10.4	Branchiogene Fistel
C10.8	Oropharynx (mehrere Teilbereiche überlappend)
C10.9	Oropharynx o.n.A.

C11 NASOPHARYNX

C11.0	Nasopharynx, Dach
C11.1	Nasopharynx, Hinterwand (einschl. Rachentonsille)
C11.2	Nasopharynx, Seitenwand (einschl. Rosenmüller-Grube)
C11.3	Nasopharynx, Vorderwand (einschl. Choanen und nasopharyngeale Fläche des Gaumens)
C11.8	Nasopharynx (mehrere Teilbereiche überlappend)
C11.9	Nasopharynx o.n.A.

C12 SINUS PIRIFORMIS

C12.9	Sinus piriformis

C13 HYPOPHARYNX

C13.0	Postkrikoidbezirk, Krikoid o.n.A.
C13.1	Aryepiglottische Falte (ohne Larynx-Anteil, = C32.1)
C13.2	Hypopharynxhinterwand
C13.8	Hypopharynx (mehrere Teilbereiche überlappend)
C13.9	Hypopharynx o.n.A.

C14–C15 MUNDBEREICH o.n.A., ÖSOPHAGUS

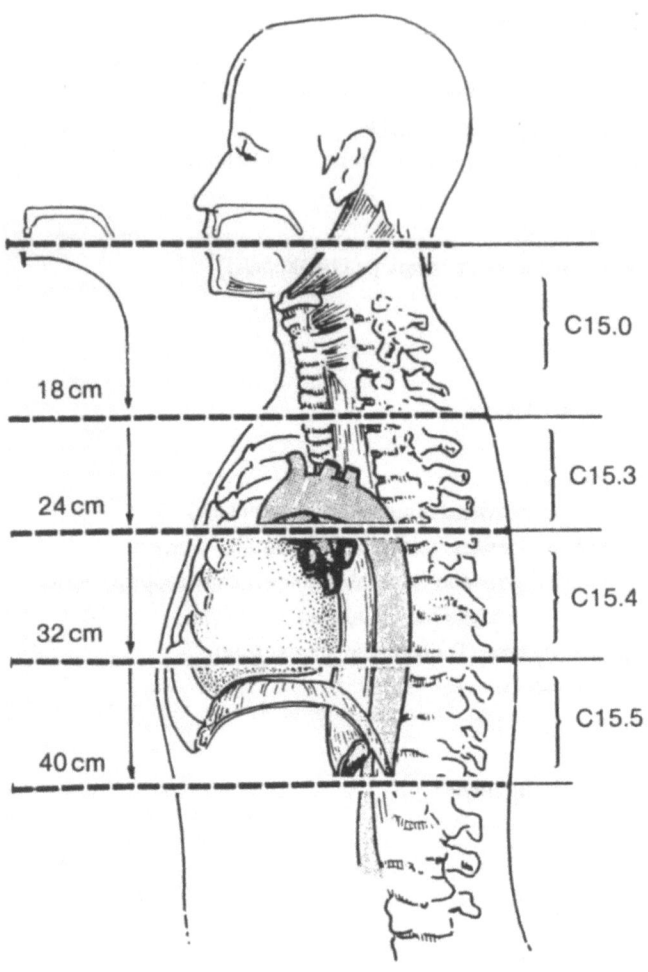

C14–C15 MUNDBEREICH o.n.A., ÖSOPHAGUS

C14 ANDERE UND UNGENAU BEZEICHNETE LOKALISATIONEN IM MUNDBEREICH

C14.0	Pharynx o.n.A., Retropharynx
C14.1	Laryngopharynx
C14.2	Waldeyer-Ring
C14.8	Mundbereich (mehrere Teilbereiche überlappend) und Tumoren, deren Ausgangspunkt keiner der Rubriken C00-C14.2 zugeordnet werden kann

C15 ÖSOPHAGUS

C15.0	Zervikaler Ösophagus
[C15.1	Thorakaler Ösophagus]
[C15.2	Abdominaler Ösophagus]
C15.3	Ösophagus, oberes intrathorakales Drittel
C15.4	Ösophagus, mittleres intrathorakales Drittel
C15.5	Ösophagus, unteres intrathorakales Drittel
C15.8	Ösophagus (mehrere Teilbereiche überlappend)
C15.9	Ösophagus o.n.A.

Anmerkung: Im Interesse einer möglichst einheitlichen Verschlüsselung wird vorgeschlagen, die Rubriken C15.1 und C15.2 nicht zu verwenden.

C16 MAGEN

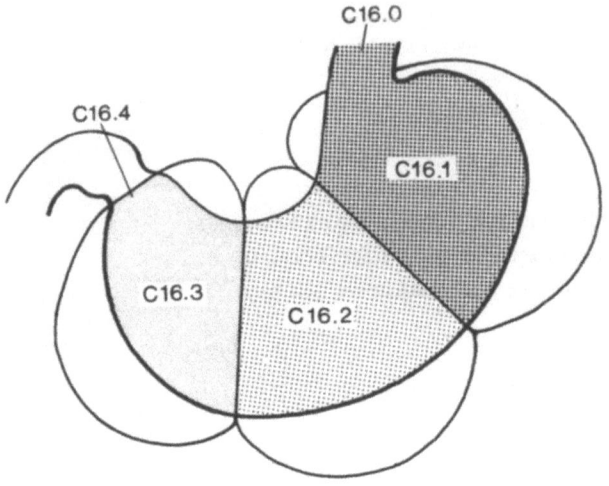

C16 MAGEN

		C16 MAGEN
C16.0		Kardia (ösophago-kardialer Übergang)
C16.1		Fundus
	C16.11	Fundus (kleine Kurvatur)
	C16.12	Fundes (Vorderwand)
	C16.13	Fundus (große Kurvatur)
	C16.14	Fundus (Hinterwand)
C16.2		Korpus
	C16.21	Korpus (kleine Kurvatur)
	C16.22	Korpus (Vorderwand)
	C16.23	Korpus (große Kurvatur)
	C16.24	Korpus (Hinterwand)
C16.3		Antrum
	C16.31	Antrum (kleine Kurvatur, Angulus)
	C16.32	Antrum (Vorderwand)
	C16.33	Antrum (große Kurvatur)
	C16.34	Antrum (Hinterwand)
C16.4		Pylorus
	C16.42	Pylorus (Vorderwand)
	C16.44	Pylorus (Hinterwand)
[C16.5		Kleine Kurvatur o.n.A.]
[C16.6		Große Kurvatur o.n.A.]
C16.8		Magen (mehrere Teilbereiche überlappend)
C16.9		Magen o.n.A.

C17–C18 DÜNNDARM, DICKDARM

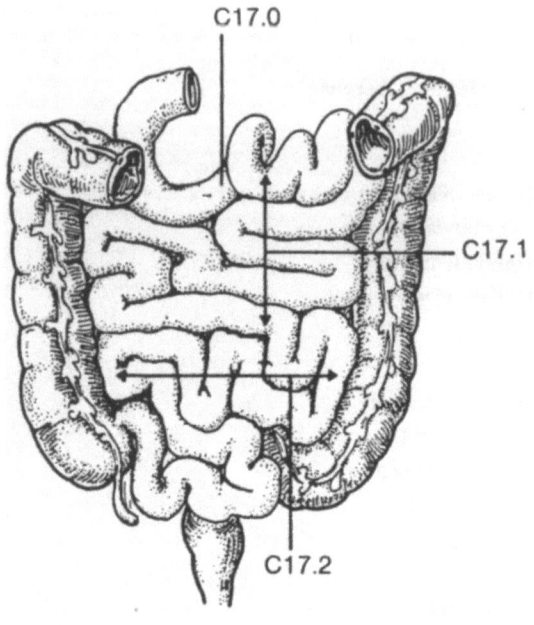

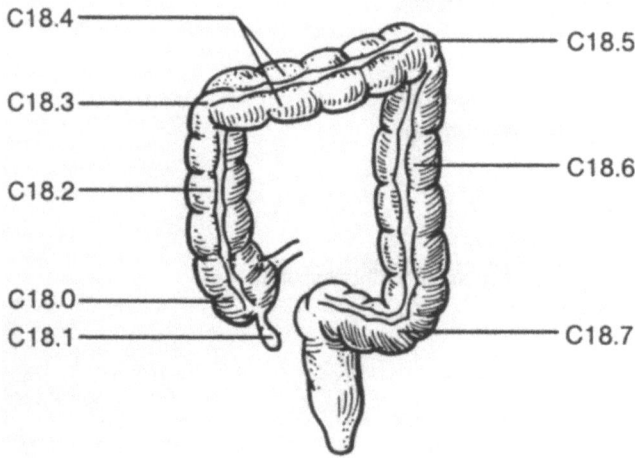

C17–C18 DÜNNDARM, DICKDARM

C17 DÜNNDARM

C17.0		Duodenum
	C17.01	Duodenum, Pars superior
	C17.02	Duodenum, Pars descendens
	C17.03	Duodenum, Pars horizontalis (inferior)
	C17.04	Duodenum, Pars ascendens
C17.1		Jejunum
C17.2		Ileum (ohne Ileozäkalklappe, = C18.0)
C17.3		Meckel-Divertikel
C17.8		Dünndarm (mehrere Teilbereiche überlappend)
C17.9		Dünndarm o.n.A.

C18 DICKDARM

C18.0		Zäkum, einschl. Ileozäkalklappe
C18.1		Appendix
C18.2		Colon ascendens
C18.3		Flexura hepatica
C18.4		Colon transversum
	C18.41	Colon transversum, rechtes Drittel
	C18.42	Colon transversum, mittleres Drittel
	C18.43	Colon transversum, linkes Drittel
C18.5		Flexura lienalis
C18.6		Colon descendens
C18.7		Colon sigmoideum (ohne Rektosigmoid, Übergang, = C19.9)
C18.8		Dickdarm (mehrere Teilbereiche überlappend)
C18.9		Dickdarm o.n.A.

C19-C21 REKTUM, ANUS

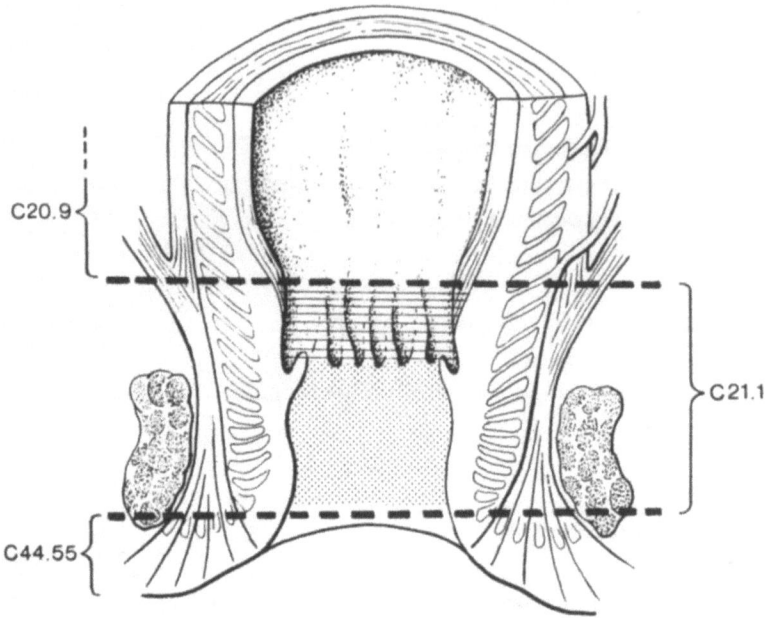

C19-C21　REKTUM, ANUS

C19　REKTOSIGMOID *)

C19.9　　　　　　　Rektosigmoid, Übergang sowie Kolon *und* Rektum

C20　REKTUM

C20.9　　　　　　　Rektum o.n.A. (Ampulle)
　　　C20.91　　　　　Rektum　4　bis　7.5 cm Höhe
　　　C20.92　　　　　Rektum 7.5 bis　12 cm Höhe
　　　C20.93　　　　　Rektum 12 cm und mehr aufwärts

C21　ANUS UND ANALKANAL

C21.0　　　　　　　Anus o.n.A. (ohne Anus, äußere Haut, = C44.55)
C21.1　　　　　　　Analkanal, Analsphinkter
[C21.2　　　　　　　Kloakenregion]
C21.8.　　　　　　Mehrere Teilbereiche von Anus und Analkanal

---

*) Die internationale "Working Party on Colorectal Cancer" empfiehlt, jeden Tumor dieser Gegend entweder der Rubrik C18.7 oder C20.9 zuzuordnen.

C22–C24 LEBER, GALLE, GALLENGÄNGE

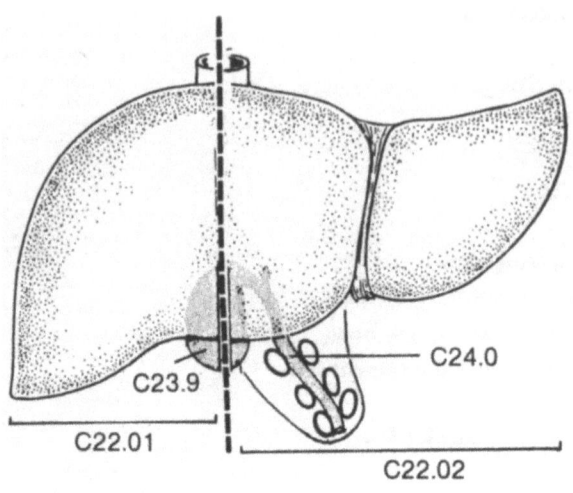

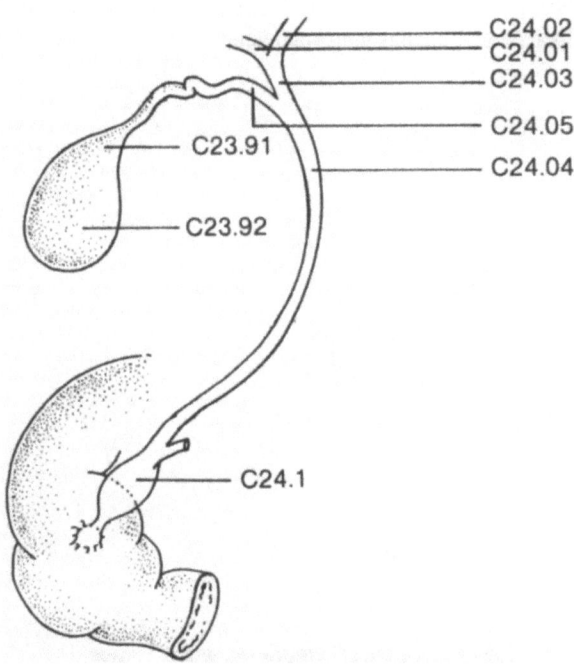

C22–C24 LEBER, GALLE, GALLENGÄNGE

C22 LEBER UND INTRAHEPATISCHE GALLENGÄNGE

C22.0		Leber
	C22.01	Rechter Leberlappen
	C22.02	Linker Leberlappen
C22.1		Intrahepatische Gallengänge (Gallenkanälchen)

C23 GALLENBLASE

C23.9		Gallenblase
	C23.91	Gallenblasenhals
	C23.92	Gallenblasenkörper
	C23.93	Gallenblasenfundus

C24 ANDERE UND NICHT NÄHER BEZEICHNETE TEILE DER GALLENGÄNGE

C24.0		Extrahepatische Gallengänge
	C24.01	Rechter Ductus hepaticus
	C24.02	Linker Ductus hepaticus
	C24.03	Ductus hepaticus communis
	C24.04	Ductus choledochus
	C24.05	Ductus cysticus
C24.1		Ampulla Vateri
C24.8		Gallengänge (mehrere Teilbereiche überlappend)
C24.9		Gallengänge o.n.A.

C25–C26 PANKREAS, VERDAUUNGSORGANE o.n.A.

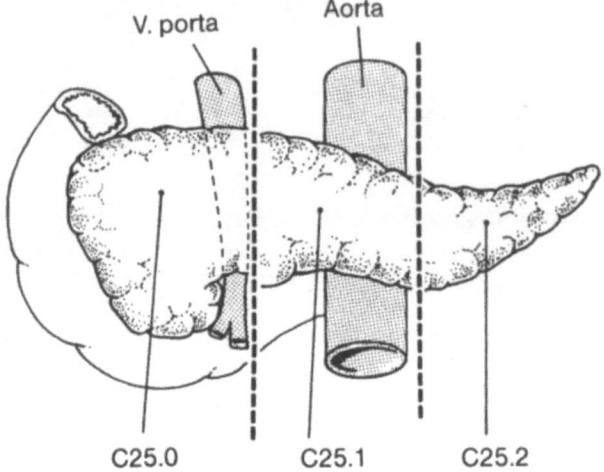

C25–C26   PANKREAS, VERDAUUNGSORGANE o.n.A.

C25 PANKREAS

C25.0	Pankreaskopf
C25.1	Pankreaskörper
C25.2	Pankreasschwanz
[C25.3	Ductus pancreaticus]
C25.4	Langerhans-Inseln
C25.7	Andere Teile des Pankreas
C25.8	Pankreas (mehrere Teilbereiche überlappend)
C25.9	Pankreas o.n.A.

C26 VERDAUUNGSORGANE O.N.A.

C26.0	Darm o.n.A.
C26.8	Tumoren der Verdauungsorgane, deren Ursprungsort keiner der Rubriken C15-C26.0 zugeordnet werden kann
C26.9	Verdauungstrakt o.n.A.

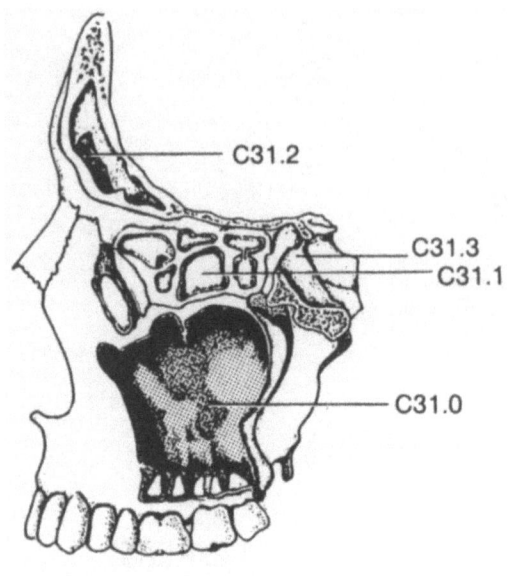

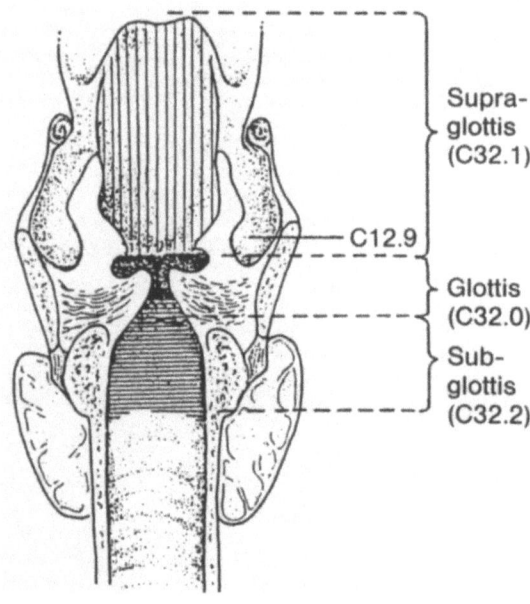

C30–C32 NASE, OHR, NEBENHÖHLEN, LARYNX

C30 NASENHÖHLE UND MITTELOHR

C30.0	Innere Nase, Nasenhöhle (einschl. Knorpel, Schleimhaut, Septum, Vestibulum nasi, aber ohne hinteren Rand des Nasenseptums, = C11.3 und Nase o.n.A., = C76.0)
C30.1	Mittel- und Innenohr (einschl. Mastoid, Tube und Paukenhöhle)

C31 NEBENHÖHLEN

C31.0	Kieferhöhle
C31.1	Siebbeinhöhle
C31.2	Stirnhöhle
C31.3	Keilbeinhöhle
C31.8	Nebenhöhlen (mehrere Teilbereiche überlappend)
C31.9	Nebenhöhlen o.n.A.

C32 LARYNX

C32.0	Glottis, Stimmband, Kommissur
C32.1	Supraglottis, Taschenbänder (ohne linguale Epiglottisfläche, = C10.1)
C32.2	Subglottis
[C32.3	Larynxknorpel]
C32.8	Larynx (mehrere Teilbereiche überlappend)
C32.9	Larynx o.n.A.

C33–C34 TRACHEA, BRONCHIEN, LUNGE

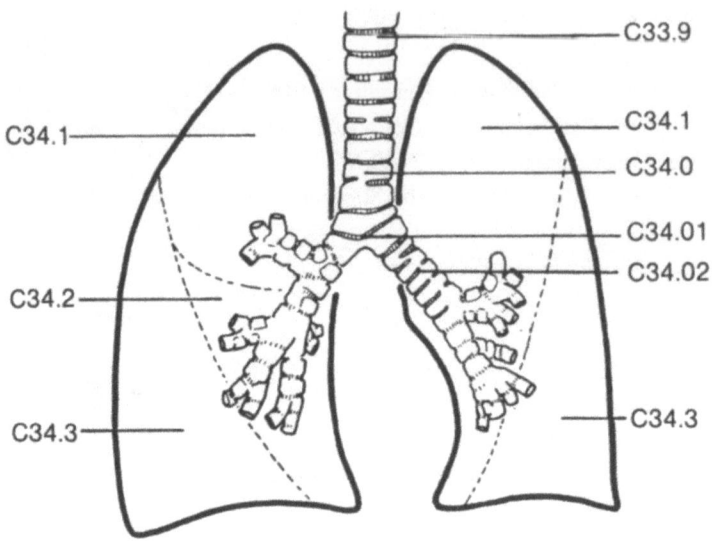

C33-C34   TRACHEA, BRONCHIEN, LUNGE

C33 TRACHEA

C33.9   Trachea

C34 BRONCHIEN UND LUNGE

C34.0   Hauptbronchus
    C34.01   Carina
    C34.02   Zwischenbronchus

C34.1   Lungenoberlappen (einschl. Lingula und Oberlappenbronchus)
C34.2   Lungenmittellappen (einschl. Mittellappenbronchus)
C34.3   Lungenunterlappen (einschl. Unterlappenbronchus)
C34.8   Lunge (mehrere Teilbereiche überlappend)
C34.9   Lunge o.n.A., Bronchus o.n.A.

C37–C39 THYMUS, HERZ, MEDIASTINUM, PLEURA

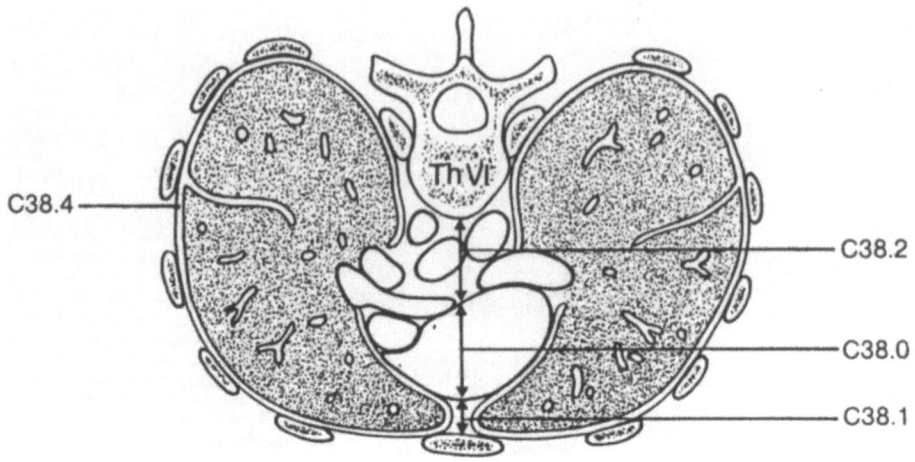

C37–C39 THYMUS, HERZ, MEDIASTINUM, PLEURA

C37 THYMUS

C37.9	Thymus

C38 HERZ, MEDIASTINUM UND PLEURA

C38.0		Herz
C38.1		Vorderes Mediastinum
C38.2		Hinteres Mediastinum
C38.3		Mediastinum o.n.A.
C38.4		Pleura
	C38.41	Pleura parietalis
	C38.42	Pleura visceralis
C38.8		Herz, Mediastinum und Pleura (mehrere Teilbereiche überlappend)

C39 UNGENAUE LOKALISATIONEN IM RESPIRATIONSSYSTEM

C39.0	Oberer Respirationstrakt o.n.A.
C39.8	Tumoren des Respirationstraktes, deren Ausgangspunkt keiner der Rubriken C30-C39.0 zugeordnet werden kann
C39.9	Respirationstrakt o.n.A.

C40-C41 KNOCHEN, GELENKE UND GELENKKNORPEL

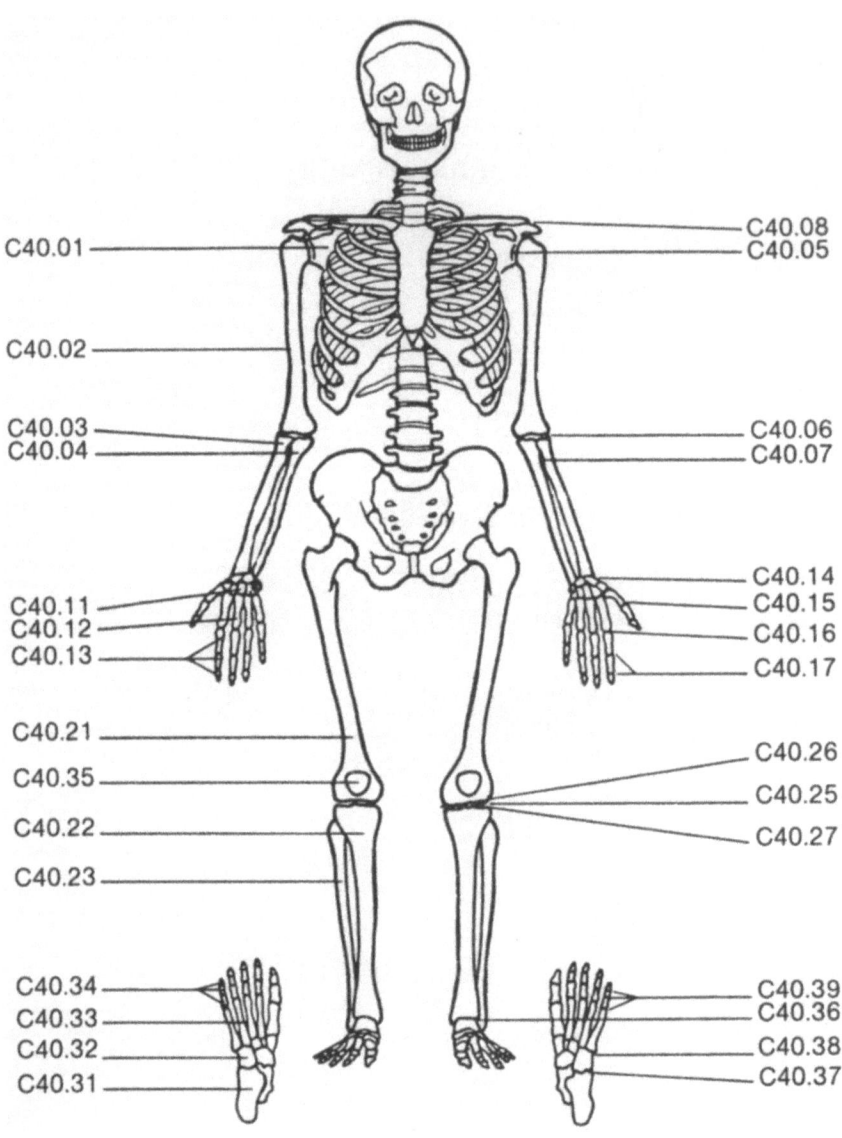

C40–C41 KNOCHEN, GELENKE UND GELENKKNORPEL

C40 KNOCHEN, GELENKE UND GELENKKNORPEL DER EXTREMITÄTEN

C40.0 Lange Knochen von Arm und Schulter und zugehörige Gelenke

- C40.01 Skapula
- C40.02 Humerus
- C40.03 Radius
- C40.04 Ulna
- C40.05 Schultergelenk
- C40.06 Ellenbogengelenk
- C40.07 Radioulnargelenk
- C40.08 Akromioklavikulargelenk

C40.1 Kurze Knochen der oberen Extremitäten und zugehörige Gelenke

- C40.11 Carpalia
- C40.12 Metacarpalia
- C40.13 Phalangen der Finger
- C40.14 Handgelenke
- C40.15 Daumengrundgelenk
- C40.16 Fingergrundgelenk
- C40.17 Mittel- und Endgelenke der Finger

C40.2 Lange Knochen der unteren Extremitäten und zugehörige Gelenke

- C40.21 Femur
- C40.22 Tibia
- C40.23 Fibula
- C40.24 Tibiofibulargelenk
- C40.25 Kniegelenk
- C40.26 Meniskus medial
- C40.27 Meniskus lateral

C40–C41 KNOCHEN, GELENKE UND GELENKKNORPEL

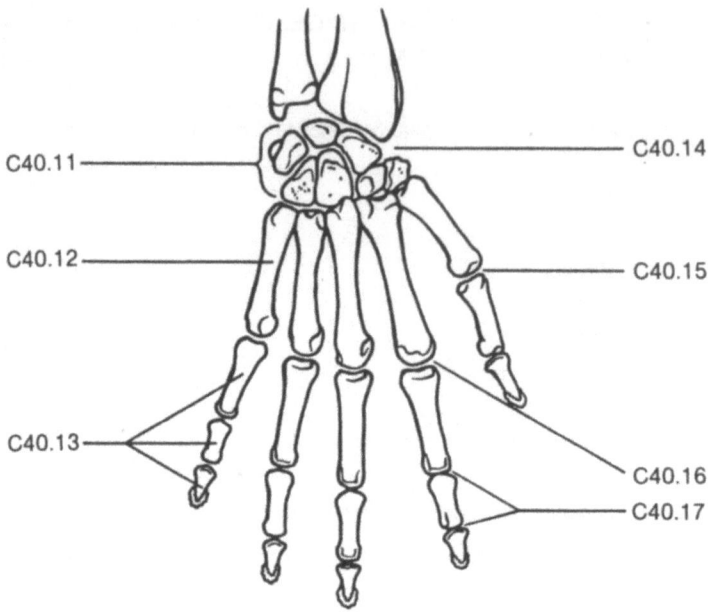

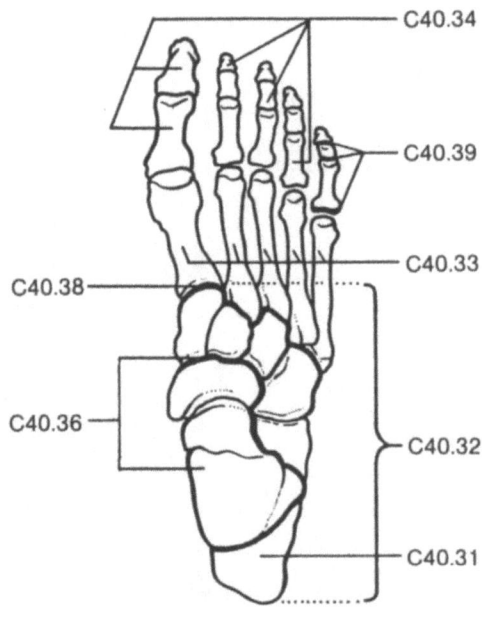

C40-C41 KNOCHEN, GELENKE UND GELENKKNORPEL

C40.3 Kurze Knochen der unteren Extremitäten und zugehörige Gelenke
- C40.31 Calcaneus
- C40.32 Andere Tarsalia (Tarsus)
- C40.33 Metatarsalia (Metatarsus)
- C40.34 Zehenphalangen
- C40.35 Patella
- C40.36 Sprunggelenke
- C40.37 Andere Fußwurzelgelenke
- C40.38 Tarsometatarsalgelenke
- C40.39 Zehengelenke

C41 KNOCHEN, GELENKE UND GELENKKNORPEL ANDERER UND NICHT NÄHER BEZEICHNETER LOKALISATIONEN

C41.0. Knochen des Hirn- und Gesichtsschädels (ausschließlich Mandibula, = C41.1)
- C41.01 Knochen des Hirnschädels
- C41.02 Schädelbasis
- C41.03 Knochen des Gesichtsschädels
- C41.04 Nasenbein
- C41.05 Maxilla
- C41.06 Jochbein (Os zygomaticum)
- C41.07 Siebbein (Os ethmoidale)
- C41.08 Keilbein (Os sphenoidale)
- C41.09 Zungenbein (Os hyoidale)

C41.1 Mandibula
- C41.11 Kiefergelenk

C40–C41 KNOCHEN, GELENKE UND GELENKKNORPEL

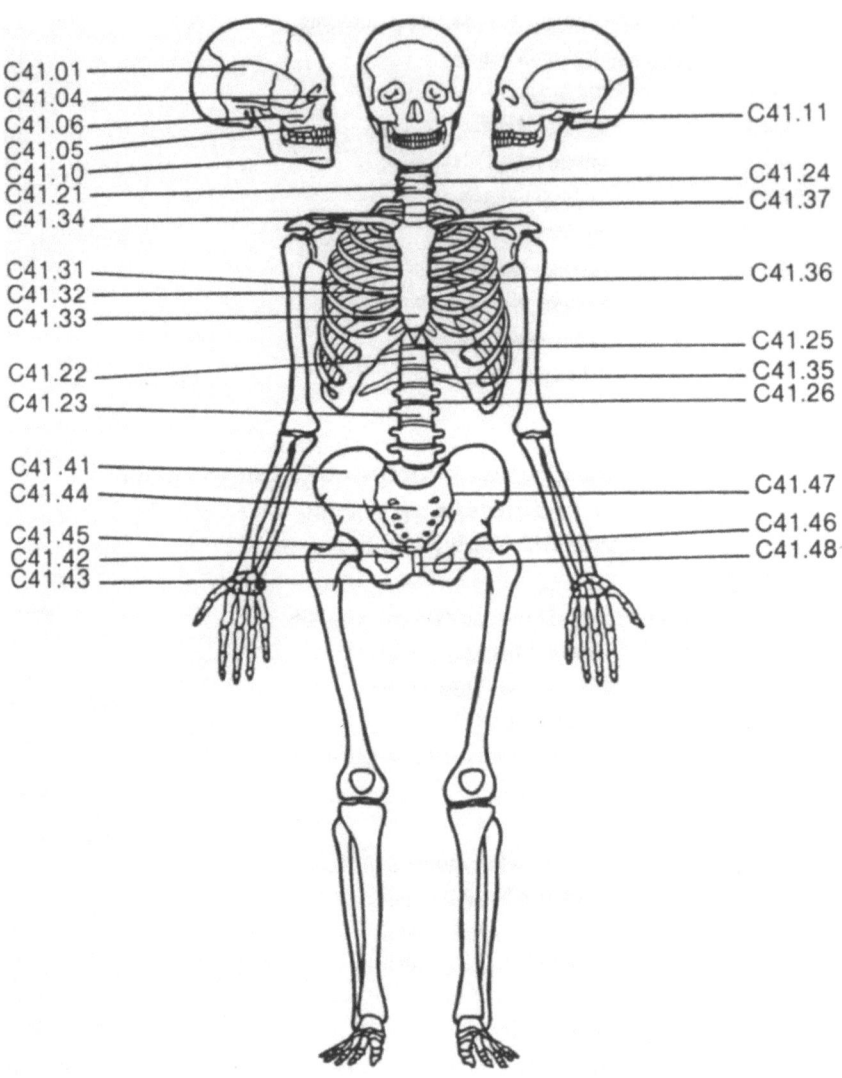

C40–C41 KNOCHEN, GELENKE UND GELENKKNORPEL

C41.2		Wirbelsäule (ohne Kreuzbein, = C41.44 und Steißbein, = C41.45)
	C41.21	Halswirbel
	C41.22	Brustwirbel
	C41.23	Lendenwirbel
	C41.24	Halswirbelsäule, Diskus
	C41.25	Brustwirbelsäule, Diskus
	C41.26	Lendenwirbelsäule, Diskus
C41.3		Thoraxskelett mit Klavikula und zugehörige Gelenken
	C41.31	Rippen, knöcherner Anteil
	C41.32	Rippenknorpel
	C41.33	Sternum
	C41.34	Klavikula
	C41.35	Kostovertebralgelenk
	C41.36	Sternokostalgelenk
	C41.37	Sternoklavikulargelenk
C41.4		Beckenknochen, Kreuzbein, Steißbein und zugehörige Gelenke
	C41.41	Os ilium
	C41.42	Os pubis
	C41.43	Os ischii
	C41.44	Os sacrum
	C41.45	Os coccygeum
	C41.46	Acetabulum, Hüftgelenk
	C41.47	Iliosakralgelenk
	C41.48	Symphysis pubica
C41.8		Knochen, Gelenke und Gelenkknorpel (mehrere Teilbereiche überlappend) sowie Tumoren der Knochen, Gelenke und Gelenkknorpel, deren Ausgangspunkt keiner der Rubriken C40-C41.4 zugeordnet werden kann
C41.9		Knochen, Gelenke und Gelenkknorpel o.n.A.

C42 HÄMATOPOETISCHES UND RETIKULOENDOTHELIALES SYSTEM

C42.0	Blut
C42.1	Knochenmark
C42.2	Milz
C42.3	Retikuloendotheliales System o.n.A.
C42.4	Hämatopoetisches System o.n.A.

C44 HAUT

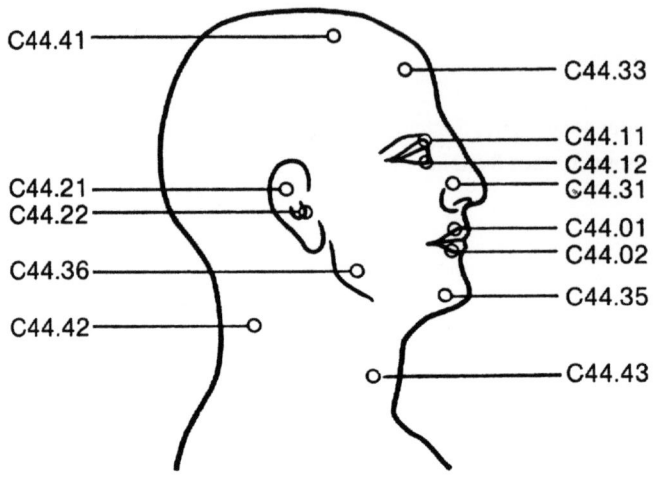

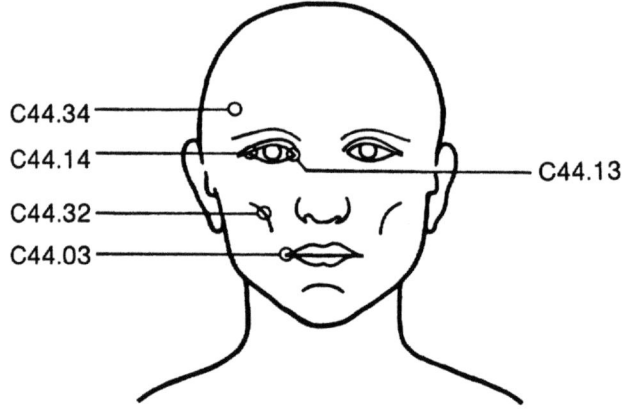

C44 HAUT

C44 HAUT (ohne Haut der Labia majora, = C51.0; der Vulva, = C51.9; des Penis, = C60.9 und des Skrotums, = C63.2)

C44.0   Lippenhaut
- C44.01   Oberlippe, äußere Haut
- C44.02   Unterlippe, äußere Haut
- C44.03   Mundwinkel, Außenseite (Innenseite = C00.6)

C44.1   Augenlid
- C44.11   Oberlid
- C44.12   Unterlid
- C44.13   Innerer Augenwinkel
- C44.14   Äußerer Augenwinkel
- C44.15   Meibom-Drüse

C44.2   Äußeres Ohr
- C44.21   Ohrmuschel
- C44.22   Äußerer Gehörgang

C44.3   Andere Teile der Gesichtshaut
- C44.31   Nase (ohne Nasenschleimhaut, = C30.0)
- C44.32   Wange (ohne Wangenschleimhaut, = C06.0)
- C44.33   Stirn, Augenbrauen
- C44.34   Schläfe
- C44.35   Kinn
- C44.36   Kieferwinkel

C44.4   Haut von behaartem Kopf und Hals (einschl. supraklavikulärer Region)
- C44.41   Behaarter Kopf
- C44.42   Nacken
- C44.43   Hals
- C44.44   Supraklavikuläre Region

C44 HAUT

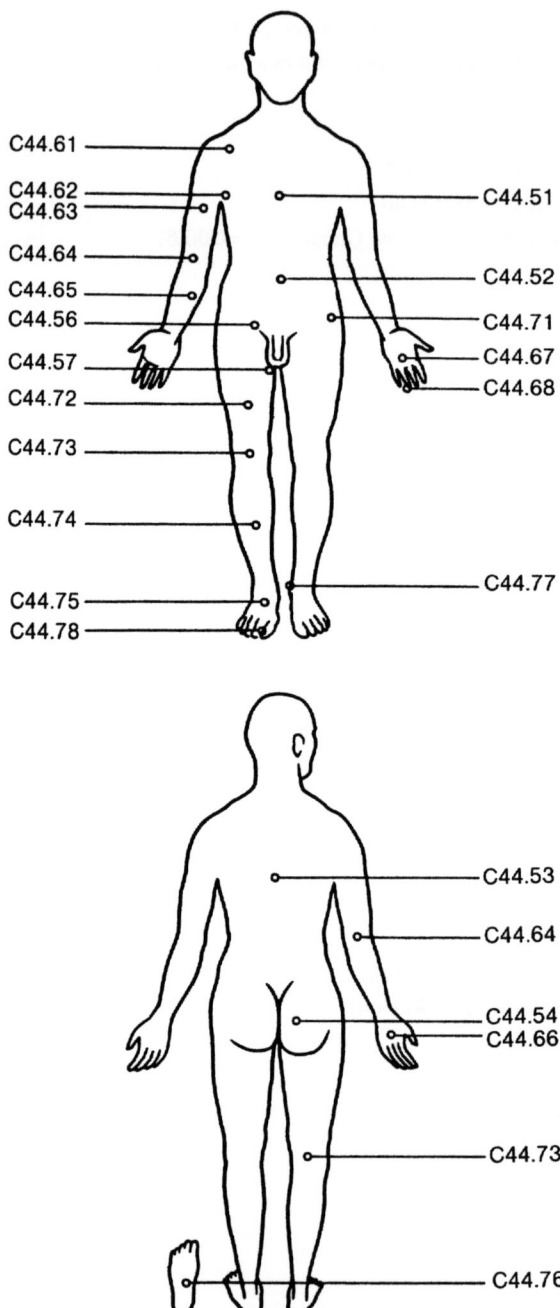

C44 HAUT

C44.5		Haut des Stamms
	C44.51	Vordere und seitliche Brustwand
	C44.52	Bauchhaut (einschl. Haut des Nabels)
	C44.53	Rückenhaut
	C44.54	Gesäßhaut
	C44.55	Analrand (perianale Haut)
	C44.56	Leistenbeuge
	C44.57	Genitokruralbeuge
	C44.58	Damm (aber Stamm o.n.A., = C76.7, Haut des Penis, = C60.9, Skrotum, = C63.2)
C44.6		Haut von Arm und Schulter
	C44.61	Schulter
	C44.62	Axilla
	C44.63	Oberarm
	C44.64	Ellenbogen, Ellenbeuge
	C44.65	Unterarm
	C44.66	Handrücken
	C44.67	Handinnenfläche
	C44.68	Finger
	C44.69	Subungualgegend (Hand)
C44.7		Haut von Bein und Hüfte
	C44.71	Hüfte
	C44.72	Oberschenkel
	C44.73	Knie, Kniekehle
	C44.74	Unterschenkel
	C44.75	Fußrücken
	C44.76	Fußsohle
	C44.77	Ferse
	C44.78	Zehen
	C44.79	Subungualgegend (Fuß)
C44.8		Haut (mehrere Regionen überlappend)
C44.9		Haut o.n.A.

C47 PERIPHERE NERVEN UND AUTONOMES NERVENSYSTEM

C47 PERIPHERE NERVEN UND AUTONOMES NERVENSYSTEM
(einschl. Ganglien, Nerven, Parasympathicus,
periphere Nerven, Spinalnerven, Sympathicus)

C47.0	Periphere Nerven und autonomes Nervensystem im Kopf-Hals-Bereich (außer periphere Nerven und autonomes Nervensystem der Orbita, = C69.6)
C47.1	Periphere Nerven und autonomes Nervensystem der oberen Extremität und der Schulter
C47.2	Periphere Nerven und autonomes Nervensystem der unteren Extremität und der Hüfte
C47.3	Periphere Nerven und autonomes Nervensystem des Thorax
C47.4	Periphere Nerven und autonomes Nervensystem des Abdomens
C47.5	Periphere Nerven und autonomes Nervensystem des Beckens
C47.6	Periphere Nerven und autonomes Nervensystem des Stamms
C47.8	Periphere Nerven und autonomes Nervensystem (mehrere Teilbereiche überlappend)
C47.9	Autonomes Nervensystem o.n.A. (Ganglien o.n.A., periphere und spinale Nerven o.n.A., Sympathicus o.n.A., Parasympathicus o.n.A.)

C48 RETROPERITONEUM UND PERITONEUM

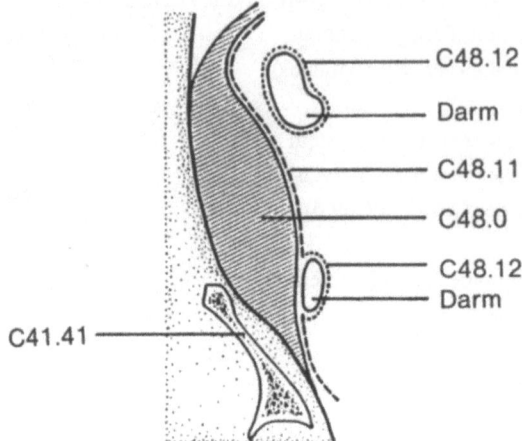

C48 RETROPERITONEUM UND PERITONEUM

C48 RETROPERITONEUM UND PERITONEUM

C48.0		Retroperitoneum
	C48.01	Periadrenales Gewebe
	C48.02	Perirenales Gewebe
	C48.03	Peripankreatisches Gewebe
	C48.04	Retrozäkales Gewebe
C48.1		Peritoneum
	C48.11	Peritoneum parietale
	C48.12	Peritoneum viscerale
	C48.13	Omentum majus
	C48.14	Dünndarm-Mesenterium
	C48.15	Appendix-Mesenteriolum
	C48.16	Mesokolon
	C48.17	Douglas-Raum
C48.2		Peritonealhöhle o.n.A.
C48.8		Peritoneum und Retroperitoneum (mehrere Teilbereiche überlappend)

C49 BINDEGEWEBE, SUBKUTANE UND ANDERE WEICHTEILGEWEBE

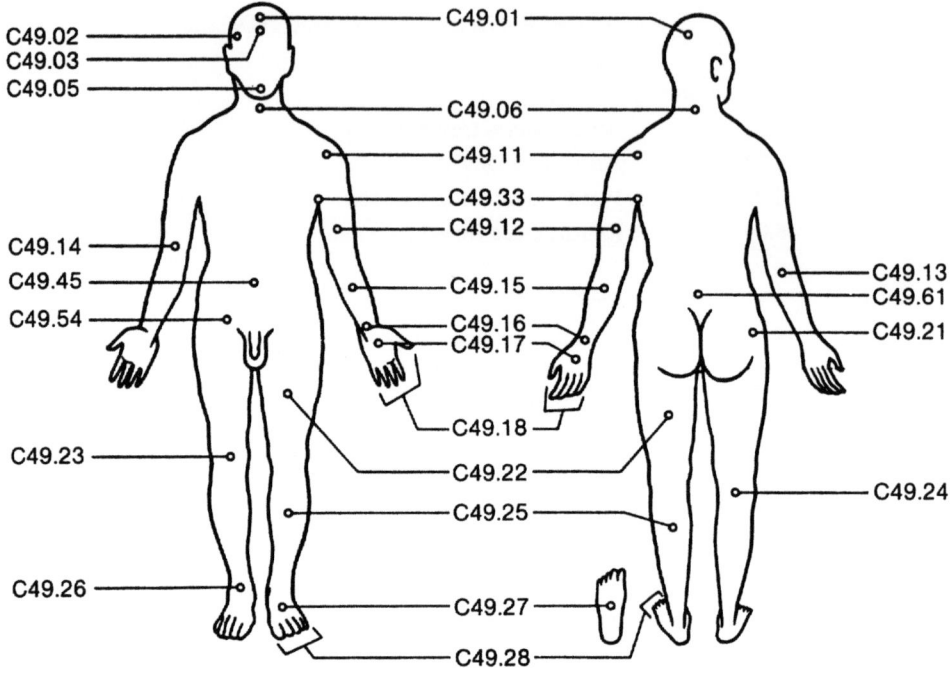

C49 BINDEGEWEBE, SUBKUTANE UND ANDERE WEICHTEILGEWEBE

C49 BINDEGEWEBE, SUBKUTANE UND ANDERE WEICHTEILGEWEBE (einschl. Arterien, Venen, Lymphgefäße, Muskeln, Faszien, Schleimbeutel, Sehnen, Sehnenscheiden, Bänder, Fettgewebe)

C49.0   Bindegewebe, subkutane und andere Weichteilgewebe von Kopf und Hals (außer Bindegewebe der Orbita, = C69.6 und Nasenknorpel, = C30.0)
- C49.01 Kopfschwarte
- C49.02 Schläfe
- C49.03 Stirn
- C49.04 Mittelgesicht
- C49.05 Kinn
- C49.06 Hals und Nacken
- C49.07 Supraklavikuläre Region (Weichteile)

C49.1   Bindegewebe, subkutane und andere Weichteilgewebe der oberen Extremität und Schulter
- C49.11 Schulter
- C49.12 Oberarm
- C49.13 Ellenbogen
- C49.14 Ellenbeuge
- C49.15 Unterarm
- C49.16 Handgelenk
- C49.17 Mittelhand
- C49.18 Finger

C49.2   Bindegewebe, subkutane und andere Weichteilgewebe der unteren Extremität und Hüfte
- C49.21 Hüfte
- C49.22 Oberschenkel
- C49.23 Knie
- C49.24 Kniekehle
- C49.25 Unterschenkel
- C49.26 Sprunggelenk
- C49.27 Fuß
- C49.28 Zehen

C49 BINDEGEWEBE, SUBKUTANE UND ANDERE WEICHTEILGEWEBE

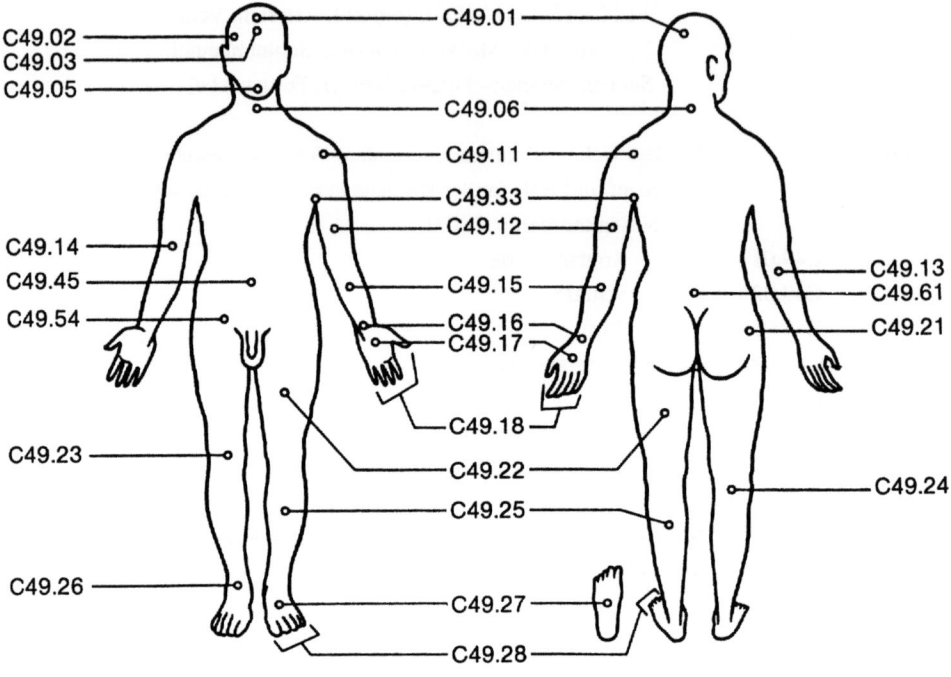

C49 BINDEGEWEBE, SUBKUTANE UND ANDERE WEICHTEILGEWEBE

C49.3		Bindegewebe, subkutane und andere Weichteilgewebe des Thorax (ohne Thymus, = C37.9, Herz und Mediastinum, = C38.-, Retroperitoneum, = C48.0)
	C49.31	Aorta thoracalis
	C49.32	Vena cava superior
	C49.33	Axilla
	C49.34	Diaphragma
	C49.36	Muskeln im Thoraxbereich
	C49.37	Gefäße im Thoraxbereich (außer Aorta und V. cava sup.)
	C49.38	Ductus thoracicus
C49.4		Bindegewebe, subkutane und andere Weichteilgewebe des Bauches
	C49.41	Aorta abdominalis
	C49.42	Vena cava inferior, Vena cava o.n.A.
	C49.43	Arterien des Bauchraumes
	C49.44	Venen des Bauchraumes
	C49.45	Nabel (Bindegewebe)
	C49.46	Bauchdeckenmuskulatur
C49.5		Bindegewebe, subkutane und andere Weichteilgewebe des Beckens
	C49.51	Iliakalarterien
	C49.52	Iliakalvenen
	C49.54	Bindegewebe der Leistengegend
	C49.55	Bindegewebe des Perineums
	C49.56	Bindegewebe des Gesäßes
	C49.57	Bindegewebe der Steißregion
	C49.58	M. gluteus maximus
C49.6		Bindegewebe, subkutane und andere Weichteilgewebe des Stamms
	C49.61	Rücken
	C49.62	Flanke
	C49.63	Stamm

C49 BINDEGEWEBE, SUBKUTANE UND ANDERE WEICHTEILGEWEBE

C49.8   Bindegewebe, subkutane und andere Weichteilgewebe mehrerer Regionen überlappend

C49.9   Bindegewebe und Weichteilgewebe o.n.A.
- C49.91   Bindegewebe o.n.A.
- C49.92   Sehnen, Bänder, Faszien, Aponeurosen o.n.A.
- C49.93   Schleimbeutel, Gelenkkapseln, Sehnenscheiden o.n.A.
- C49.94   Arterien o.n.A.
- C49.95   Venen o.n.A.
- C49.96   Muskeln o.n.A.
- C49.97   Fettgewebe o.n.A.
- C49.98   Lymphatisches Gewebe, Lymphgefäße o.n.A.

C50 BRUST

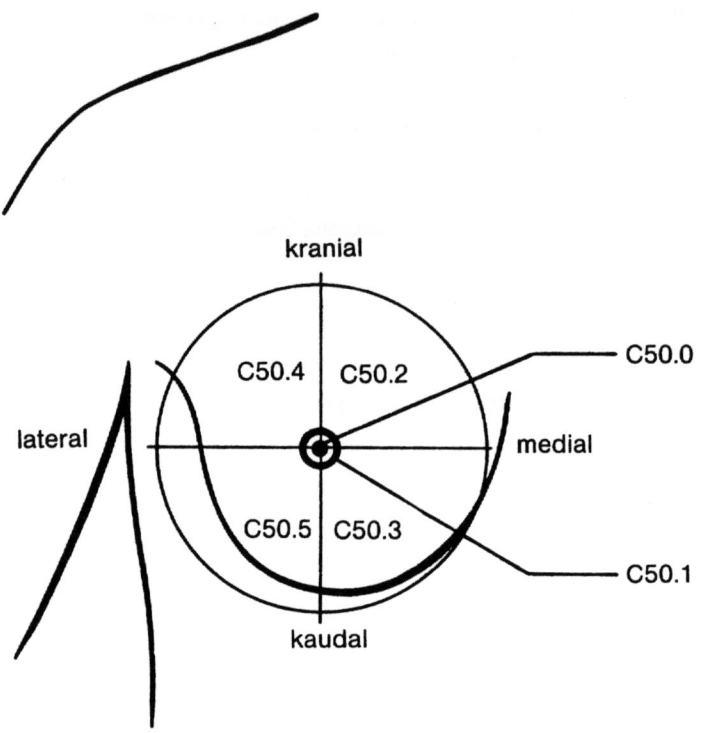

C50 BRUST

C50 BRUST (ohne Brusthaut, = C44.5)

C50.0	Mamille
C50.1	Zentraler Drüsenkörper
C50.2	Oberer innerer Quadrant
C50.3	Unterer innerer Quadrant
C50.4	Oberer äußerer Quadrant
C50.5	Unterer äußerer Quadrant
C50.6	Axilläre Ausläufer
C50.8	Brust (mehrere Teilregionen überlappend)
C50.9	Brust o.n.A.

Anmerkung: In der 2. Auflage der ICD-O wird nicht mehr zwischen weiblicher und männlicher Brust unterschieden.

C51–C58 WEIBLICHE GENITALORGANE

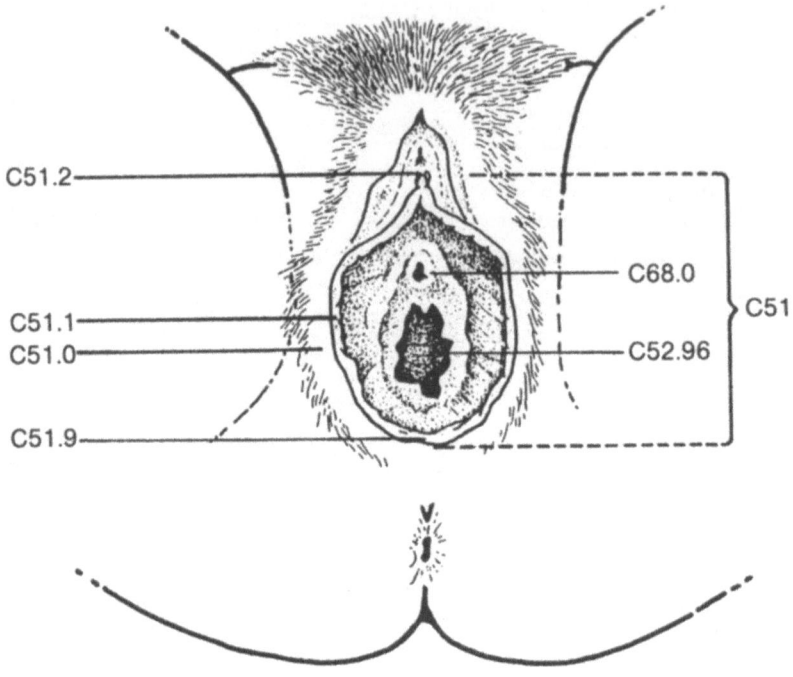

C51–C58 WEIBLICHE GENITALORGANE

C51 VULVA

C51.0	Labia majora (einschl. Bartholini-Drüsen)
C51.1	Labia minora
C51.2	Klitoris
C51.8	Vulva (mehrere Teilbereiche überlappend)
C51.9	Vulva o.n.A. (auch Mons pubis, Fourchette, Haut der Vulva)

C52 VAGINA

C52.9		Vagina o.n.A.
	C52.91	Oberes Drittel
	C52.92	Vorderes Scheidengewölbe
	C52.93	Hinteres Scheidengewölbe
	C52.94	Mittleres Drittel
	C52.95	Äußeres Drittel
	C52.96	Hymenalsaum

C53 CERVIX UTERI

C53.0		Endozervix
	C53.01	Innerer Muttermund
	C53.02	Zervixschleimhaut
C53.1		Ektozervix
	C53.11	Äußerer Muttermund
	C53.12	Portioepithel
C53.8		Zervix (mehrere Teilbereiche überlappend)
C53.9		Cervix uteri o.n.A.

C51–C58 WEIBLICHE GENITALORGANE

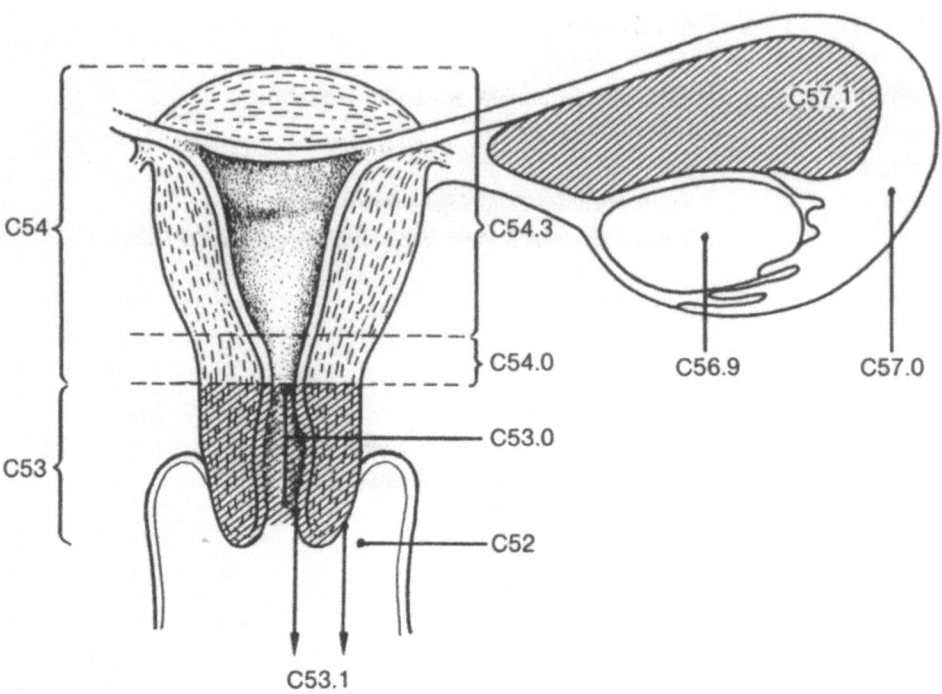

C51–C58 WEIBLICHE GENITALORGANE

C54 CORPUS UTERI

C54.0	Isthmus uteri
[C54.1	Endometrium (Stroma und Drüsen)]
[C54.2	Myometrium]
C54.3	Fundus uteri
C54.8	Corpus uteri (mehrere Teilbereiche überlappend)
C54.9	Corpus uteri o.n.A.

C55 UTERUS o.n.A.

C55.9	Uterus o.n.A.

C56 OVAR

C56.9	Ovar

C57 ANDERE UND NICHT NÄHER BEZEICHNETE BEREICHE DER WEIBLICHEN GENITALORGANE

C57.0	Tuba uterina
C57.1	Ligamentum latum, Mesovarium, Parovarialgewebe
C57.2	Ligamentum rotundum
C57.3	Parametrium
C57.4	Adnexe o.n.A.
C57.7	Wolff-Gang
C57.8	Mehrere Teile der weiblichen Genitalorgane sowie Tumoren, deren Ausgangspunkt keiner der Rubriken C51-C57.7 und C58.9 zugeordnet werden kann
C57.9	Weibliche Genitalorgane o.n.A.

C58 PLAZENTA

C58.9	Plazenta, fetale Membranen

C60–C63 MÄNNLICHE GENITALORGANE

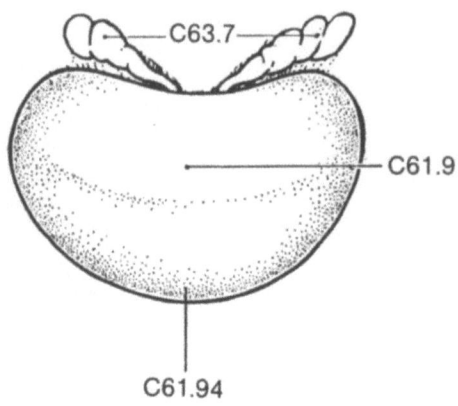

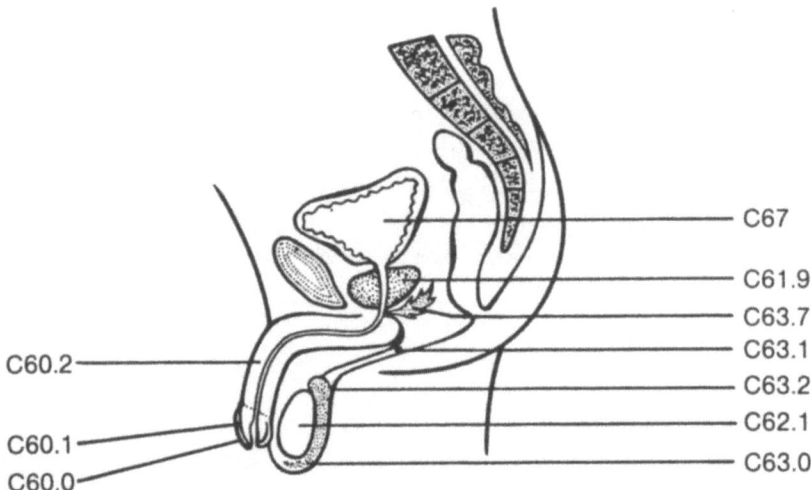

C60–C63 MÄNNLICHE GENITALORGANE

C60 PENIS

C60.0	Präputium, Vorhaut
C60.1	Glans penis
C60.2	Penisschaft, Corpus cavernosum
C60.8	Penis (mehrere Teilbereiche überlappend)
C60.9	Penis o.n.A.

C61 PROSTATA

C61.9		Prostata o.n.A.
	C61.91	Prostata, lateraler Lappen
	C61.92	Prostata, Mittellappen
	C61.93	Prostata, Isthmus
	C61.94	Prostata, Apex

C62 HODEN

C62.0	Hodenhochstand, dystoper Hoden
C62.1	Hoden im Skrotum
C62.9	Hoden o.n.A.

C63 ANDERE UND NICHT NÄHER BEZEICHNETE MÄNNLICHE GENITALORGANE

C63.0		Nebenhoden, Epididymis
	C63.01	Nebenhoden, Kopf
	C63.02	Nebenhoden, Körper
	C63.03	Nebenhoden, Schwanz
C63.1		Samenstrang (einschl. Ductus deferens)
C63.2		Skrotum o.n.A., Skrotalhaut
C63.7		Andere Teile der männl. Genitalorgane (z.B. Samenblasen, Tunica vaginalis testis)
C63.8		Männl. Genitalorgane (mehrere Teilbereiche überlappend) sowie Tumoren, deren Ausgangspunkt keiner der Rubriken C60-C63.7 zugeordnet werden kann
C63.9		Männliche Genitalorgane o.n.A.

C64–C68 HARNORGANE

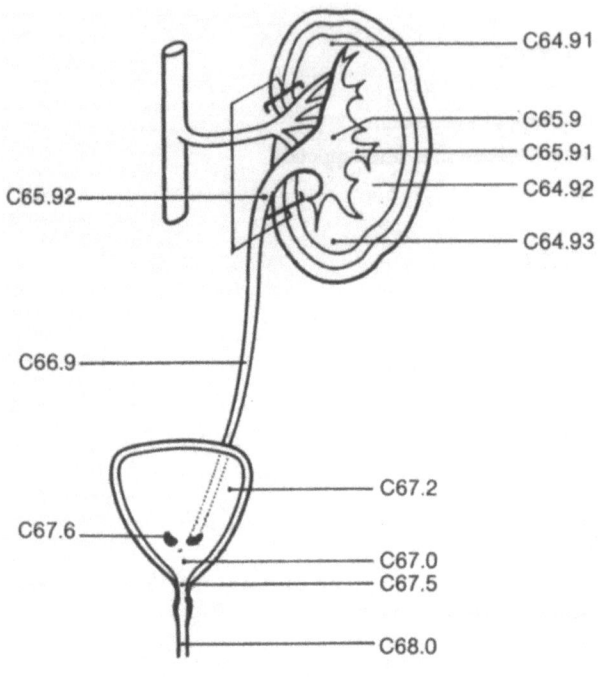

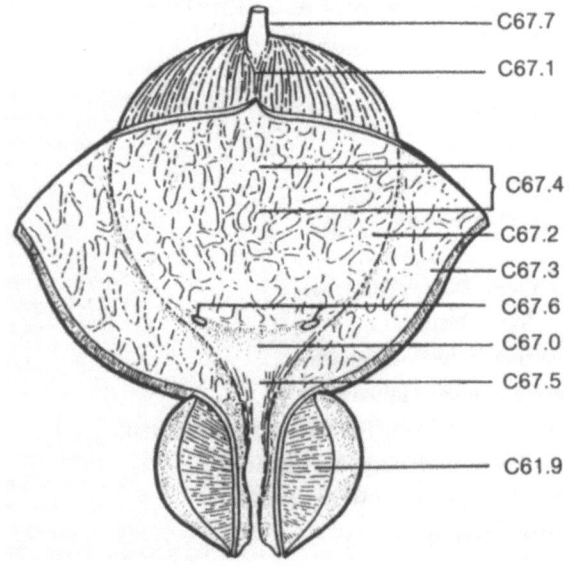

C64–C68 HARNORGANE

C64 NIERE

C64.9		Niere
	C64.91	Oberes Drittel (einschl. oberer Pol)
	C64.92	Mittleres Drittel
	C64.93	Unteres Drittel (einschl. unterer Pol)

C65 NIERENBECKEN

C65.9		Nierenbecken
	C65.91	Nierenkelche
	C65.92	Nierenbeckenauslaß

C66 URETER

C66.9	Ureter

C67 HARNBLASE

C67.0	Trigonum vesicae
C67.1	Fundus
C67.2	Laterale Blasenwand
C67.3	Vordere Blasenwand
C67.4	Hintere Blasenwand
C67.5	Blasenhals
C67.6	Ureterostien
C67.7	Urachus
C67.8	Harnblase (mehrere Teilbereiche überlappend)
C67.9	Harnblase o.n.A.

C68 ANDERE UND NICHT NÄHER BEZEICHNETE ORGANE DES HARNTRAKTES

C68.0	Urethra, Harnröhre (inkl. Cowper-Drüse)
C68.1	Paraurethrale Drüsen
C68.8	Harnorgane (mehrere Teilbereiche überlappend) sowie Tumoren, deren Ausgangspunkt keiner der Kategorien C64-C68.1 zugeordnet werden kann
C68.9	Harnorgane o.n.A.

C69 AUGE UND ADNEXE

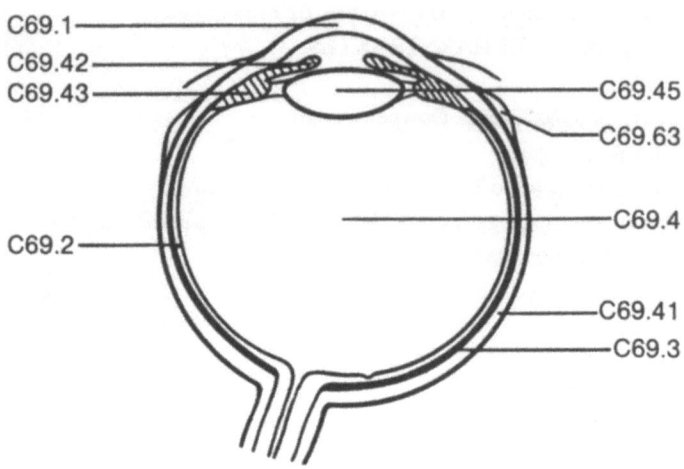

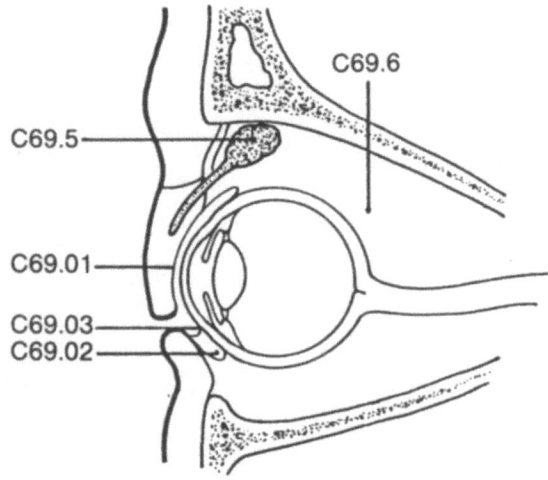

C69 AUGE UND ADNEXE

C69.0		Konjunktiva
	C69.01	Lidkonjunktiva
	C69.02	Fornix der Konjunktiva
	C69.03	Conjunctiva bulbi
C69.1		Cornea, Limbus corneae
C69.2		Retina (einschl. Sehnervenpapille)
C69.3		Chorioidea
C69.4		Bulbus oculi
	C69.41	Sklera
	C69.42	Iris
	C69.43	Ziliarkörper
	C69.44	Uvealtrakt
	C69.45	Linse
C69.5		Tränendrüse, Tränengang
	C69.51	Papilla lacrimalis
	C69.52	Tränen-Nasen-Gang
	C69.53	Tränensack
C69.6		Orbita
	C69.61	Capsula bulbi
	C69.62	Fettgewebe (Corpus adiposum orbitae)
	C69.63	Muskelgewebe
	C69.64	Gefäßgewebe
	C69.65	Lymphgewebe (Spatium circumbulbare)
	C69.66	Retrobulbäres Gewebe
C69.8		Auge (mehrere Teile überlappend) (ohne Augenlid, = C44.1)
C69.9		Auge o.n.A.

C70–C71 HIRNHÄUTE, GEHIRN

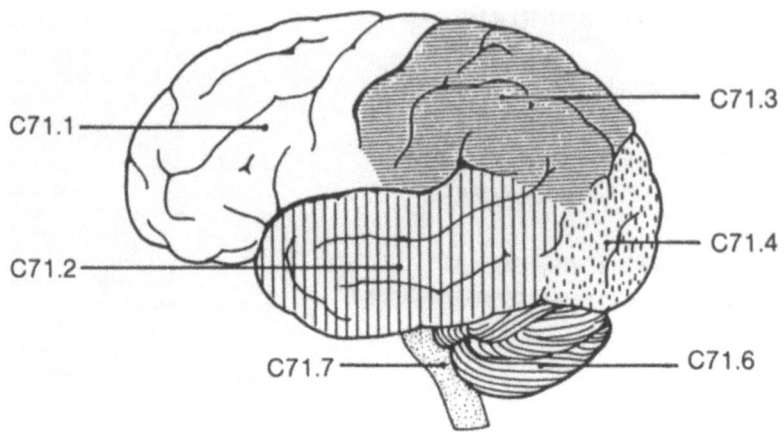

C70–C71 HIRNHÄUTE, GEHIRN

C70 HIRNHÄUTE

C70.0		Zerebrale Hirnhäute
	C70.01	Kraniale Dura mater
	C70.02	Kraniale Arachnoidea
	C70.03	Kraniale Pia mater
	C70.04	Falx cerebri
	C70.05	Falx cerebelli
	C70.06	Tentorium cerebelli
C70.1		Spinale Hirnhäute
	C70.11	Spinale Dura mater
	C70.12	Spinale Arachnoidea
	C70.13	Spinale Pia mater
C70.9		Hirnhäute o.n.A.

C71 GEHIRN

C71.0		Großhirn
	C71.01	Großhirnrinde
	C71.02	Weiße Hirnsubstanz
	C71.03	Basalganglien (Corpus striatum, Putamen, Pallidum, Thalamus)
	C71.04	Hypothalamus, Zwischenhirn
	C71.05	Insula
	C71.06	Operculum
	C71.07	Septum pellucidum
	C71.08	Capsula interna
C71.1		Frontallappen
C71.2		Temporallappen
	C71.21	Hippocampus
	C71.22	Uncus
C71.3		Parietallappen
C71.4		Okzipitallappen

C70–C71 HIRNHÄUTE, GEHIRN

C71.5		Hirnventrikel
	C71.51	Seitenventrikel (mit Vorderhorn)
	C71.52	Foramen Monroi
	C71.53	III. Ventrikel
	C71.54	Aquaeductus Sylvii
	C71.55	Ependym
	C71.56	Plexus chorioideus (Ventrikel I-III)
C71.6		Kleinhirn (Cerebellum)
	C71.61	Oberwurm
	C71.62	Unterwurm
	C71.63	Hemisphäre
	C71.64	Brückenwinkel
	C71.65	Tonsille
C71.7		Hirnstamm
	C71.71	Mittelhirn (und Lamina quadrigemina)
	C71.72	Brücke (Pons)
	C71.73	Medulla oblongata
	C71.74	Olive, Pyramide
	C71.75	Foramen Magendii
	C71.76	Foramen Luschkae
	C71.77	IV. Ventrikel (einschl. Plexus chorioideus)
	C71.78	Hirnstamm (mehrere Teilbereiche)
C71.8		Andere Teile des Gehirns (z.B. Corpus callosum, Tapetum) und überlappende Lokalisationen
C71.9		Gehirn o.n.A.

C72 RÜCKENMARK, HIRNNERVEN

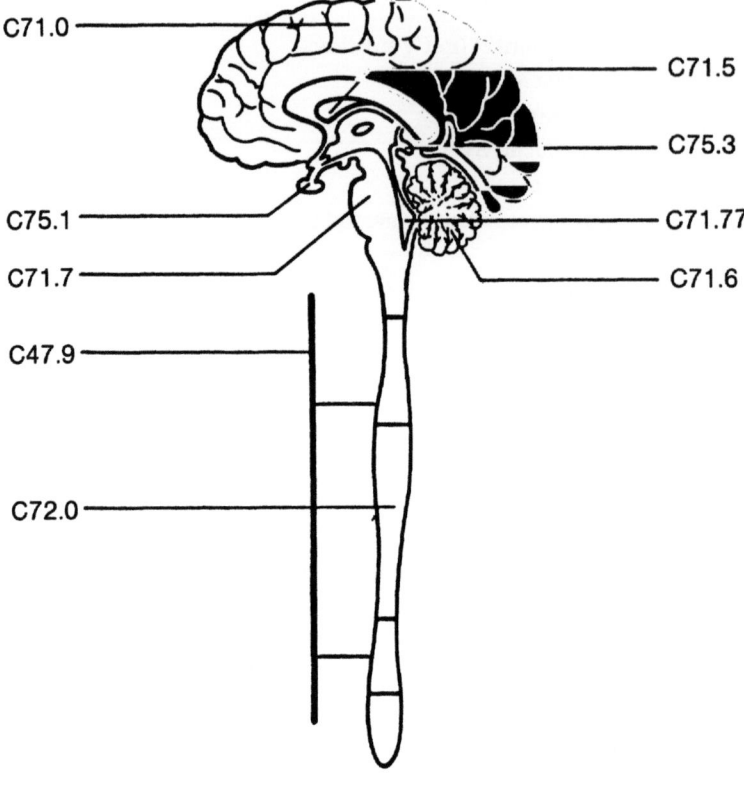

C72 RÜCKENMARK, HIRNNERVEN

C72 RÜCKENMARK, HIRNNERVEN UND ANDERE TEILE DES ZENTRALNERVENSYSTEMS

C72.0		Rückenmark
	C72.01	Zervikalmark
	C72.02	Thorakalmark
	C72.03	Lumbalmark
	C72.04	Sakralmark
	C72.05	Conus medullaris
	C72.06	Filum terminale
C72.1		Cauda equina
C72.2		N. olfactorius
C72.3		N. opticus, Chiasma
C72.4		N. acusticus
C72.5		Andere Hirnnerven
	C72.51	N. abducens
	C72.52	N. facialis
	C72.53	N. glossopharyngeus
	C72.54	N. hypoglossus
	C72.55	N. oculomotorius
	C72.56	N. trigeminus
	C72.57	N. trochlearis
	C72.58	N. vagus
	C72.59	N. accessorius
C72.8		Gehirn und zentrales Nervensystem (mehrere Teilbereiche überlappend) sowie Tumoren, deren Ausgangspunkt keiner der Rubriken C70-C72.5 zugeordnet werden kann
C72.9		Nervensystem, zentrales o.n.A.

C73–C75 ENDOKRINE DRÜSEN

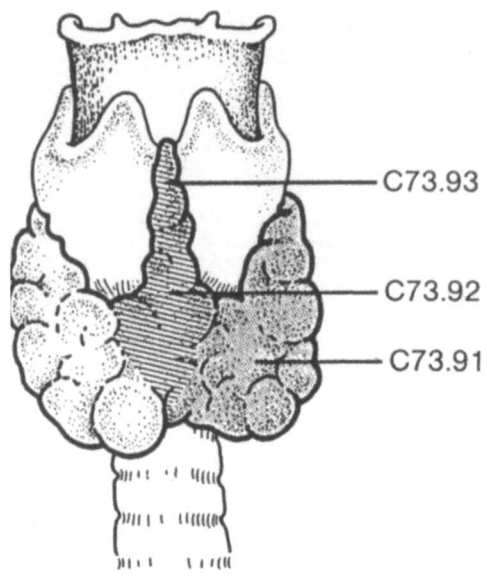

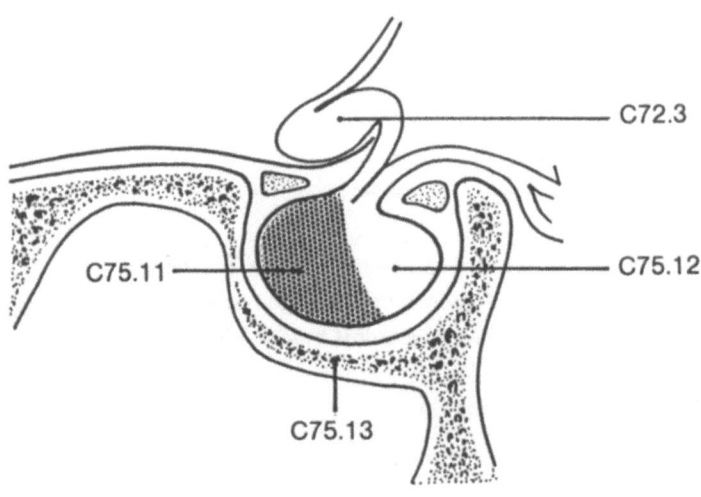

C73–C75 ENDOKRINE DRÜSEN

C73 SCHILDDRÜSE

C73.9		Schilddrüse
	C73.91	Seitenlappen
	C73.92	Isthmus
	C73.93	Lobus pyramidalis
	C73.94	Ductus thyreoglossus
	C73.95	Dystope Schilddrüse

C74 NEBENNIEREN

C74.0	Nebennierenrinde
C74.1	Nebennierenmark
C74.9	Nebenniere o.n.A.

C75 ANDERE ENDOKRINE DRÜSEN

C75.0		Nebenschilddrüsen (Epithelkörperchen)
C75.1		Hypophyse
	C75.11	Adenohypophyse
	C75.12	Neurohypophyse
	C75.13	Sella turcica
C75.2		Ductus craniopharyngealis
C75.3		Glandula pinealis, Zirbeldrüse
C75.4		Glomus caroticum
C75.5		Andere Paraganglien
	C75.51	Glomus paraaorticum (Zuckerkandl-Organ)
	C75.52	Glomus coccygicum
	C75.53	Glomus jugulare
C75.8		Mehrere endokrine Drüsen
C75.9		Endokrine Drüsen o.n.A.

C76 ANDERE UND MANGELHAFT BEZEICHNETE LOKALISATIONEN

C76.0	Kopf, Gesicht, Hals o.n.A.
C76.1	Thorax o.n.A.
C76.2	Bauch o.n.A.
C76.3	Becken o.n.A.
C76.4	Obere Extremität o.n.A.
C76.5	Untere Extremität o.n.A.
C76.7	Andere mangelhaft bezeichnete Lokalisationen (z.B. Rücken, Flanke, Stamm)
C76.8	Mangelhaft bezeichnete Lokalisationen (überlappende Bereiche)

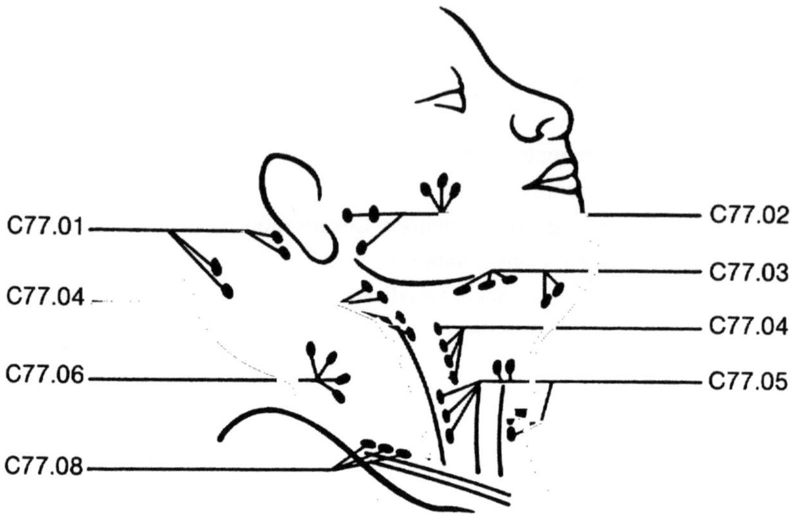
C77.01
C77.02
C77.03
C77.04
C77.04
C77.06
C77.05
C77.08

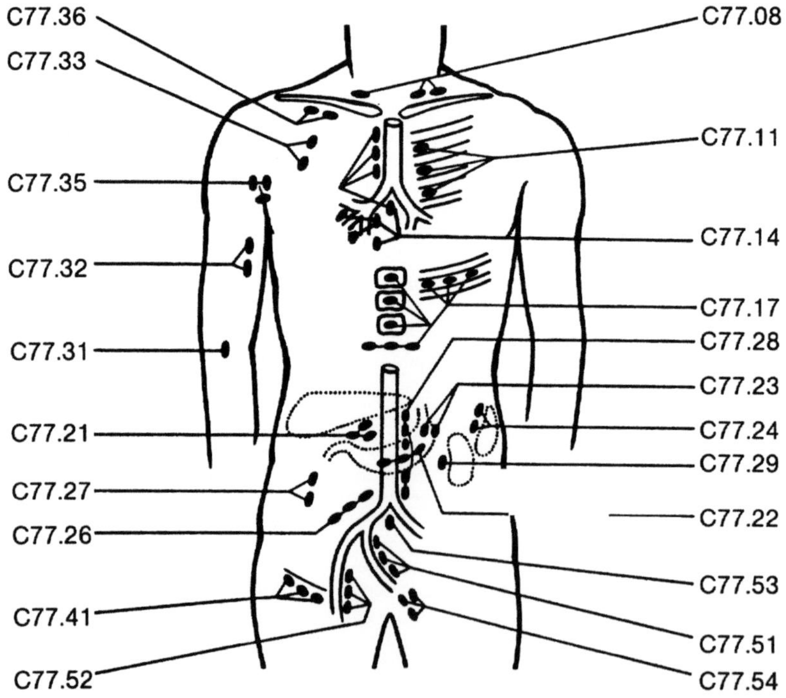
C77.36
C77.33
C77.08
C77.11
C77.35
C77.14
C77.32
C77.17
C77.31
C77.28
C77.23
C77.21
C77.24
C77.29
C77.27
C77.22
C77.26
C77.53
C77.41
C77.51
C77.52
C77.54

C77 LYMPHKNOTEN

C77.0		Lymphknoten des Kopfes und Halses
	C77.01	Ln. occipitales (retroauriculares), Ln. mastoidei
	C77.02	Ln. parotidei, Ln. faciales
	C77.03	Ln. submandibulares, Ln. submentales
	C77.04	Ln. cervicales anteriores
	C77.05	Ln. cervicales laterales superficiales
	C77.06	Ln. cervicales laterales profundi
	C77.07	Ln. supraclaviculares
	C77.08	Ln. retropharyngeales
	C77.09	Sonstige Lymphknoten im Kopf-Hals-Bereich
C77.1		Lymphknoten, thorakale und intrathorakale
	C77.11	Ln. parasternales
	C77.12	Ln. paratracheales
	C77.13	Ln. pericardiales
	C77.14	Ln. tracheobronchiales sup. et inf. (einschl. subkarinale)
	C77.15	Lymphknoten des Mediastinums (einschl. infraklavikuläre)
	C77.16	Ln. praevertebrales
	C77.17	Ln. intercostales
	C77.18	Ln. an A. mammaria interna
	C77.19	Sonstige intrathorakale Lymphknoten
C77.2		Lymphknoten, intraabdominale
	C77.21	Ln. coeliaci
	C77.22	Lymphknoten, perigastrische
	C77.23	Lymphknoten, peripankreatische
	C77.24	Ln. splenici (lienales)
	C77.25	Ln. hepatici
	C77.26	Ln. mesenterici, Ln. mesocolici
	C77.27	Ln. ileocolici
	C77.28	Ln. paraaortales abdominales
	C77.29	Ln. lumbales, Ln. retroperitoneales

C77 LYMPHKNOTEN, C80 UNBEKANNTE PRIMÄRLOKALISATION

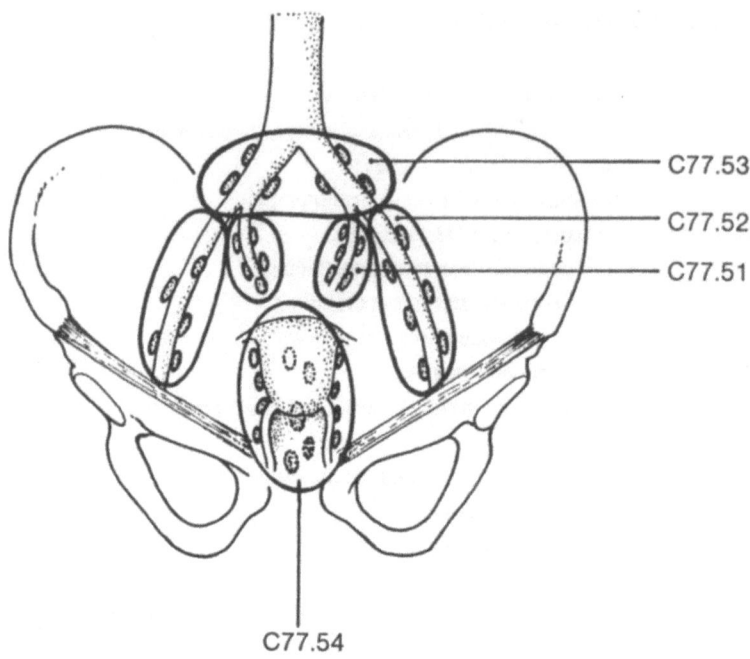

C77 LYMPHKNOTEN, C80 UNBEKANNTE PRIMÄRLOKALISATION

C77.3		Lymphknoten der Achseln und oberen Gliedmaßen
	C77.31	Ln. cubitales
	C77.32	Ln. brachiales
	C77.33	Ln. pectorales
	C77.34	Ln. subscapulares
	C77.35	Ln. axillares
	C77.36	Ln. sub- und infraclaviculares
C77.4		Lymphknoten der unteren Gliedmaßen und inguinale Ln.
	C77.41	Ln. inguinales (femorales) superficiales
	C77.42	Ln. inguinales profundi
	C77.43	Ln. popliteales
	C77.48	Sonstige inguinale Lymphknoten (z.B. Cloquet, Rosenmüller)
C77.5		Lymphknoten des Beckens
	C77.51	Ln. iliaci interni (hypogastrici)
	C77.52	Ln. iliaci externi
	C77.53	Ln. iliaci communes
	C77.54	Ln. paravaginales, Ln. parauterini
	C77.55	Ln. paravesiculares, Ln. pararectales
	C77.58	Sonstige Lymphknoten des Beckens
C77.8		Lymphknoten mehrerer Regionen
C77.9		Lymphknoten in nicht näher bezeichneter Region

C80 UNBEKANNTE PRIMÄRLOKALISATION

C80.9	Unbekannte Primärlokalisation

III
ALPHABETISCHER INDEX

II

	Abdomen siehe auch Bauch	C49.17	Aponeurosis palmaris
C76.2	Abdomen o.n.A.	C49.27	Aponeurosis plantaris
C49.4	-, Binde- und Weichteilgewebe, Muskeln, Gefäße	C18.1	Appendix
		C48.15	Appendix-Mesenteriolum
C44.52	-, Haut	C71.54	Aquaeductus Sylvii
C77.2	-, Lymphknoten	C70.02	Arachnoidea (Hirn)
C47.4	-, Nervensystem, autonomes	C70.12	Arachnoidea (Rückenmark)
		C09.1	Arcus palatoglossus
C41.46	Acetabulum	C09.1	Arcus palatopharyngeus
	Achsel siehe Axilla	C50.0	Areola mammae
C40.08	Acromioclaviculargelenk		
C75.11	Adenohypophyse	C76.4	Arm o.n.A.
C69.3	Aderhaut (Auge)	C49.1	-, Binde- und Weichteilgewebe, Muskeln, Gefäße
C57.4	Adnexe o.n.A.		
C57.8	Adnexe (mehrere Teilbereiche)	C44.6	-, Haut
C44.14	Äußerer Augenwinkel	C40.1	-, Lamellenknochen, Gelenke
C44.22	Äußerer Gehörgang	C77.3	-, Lymphknoten
C44.2	Äußeres Ohr	C47.1	-, Nerven, periphere
C40.08	Akromioklavikulargelenk	C40.0	-, Röhrenknochen, Gelenke
C03.03	Alveole (Oberkiefer)		
C03.13	Alveole (Unterkiefer)	C49.x	ARTERIEN
C20.9	Ampulla recti	C49.94	Arterien o.n.A.
C24.1	Ampulla Vateri	C49.43	Arterien des Bauchraumes (außer Aorta abdominalis)
C21.1	Analkanal		
C44.55	Analrand	C49.51	A. iliaca communis
C21.1	Analsphinkter	C13.1	Aryepiglottische Falte, hypopharyngealer Anteil
C21.8	Anorektum		
C31.0	Antrum Highmori (maxillare)	C32.1	Aryepiglottische Falte, laryngealer Anteil
C16.3	Antrum (Magen)		
C16.33	Antrum (große Kurvatur)	C32.3	Arytenoidknorpel
C16.34	Antrum (Hinterwand)	C39.9	Atemwege o.n.A.
C16.31	Antrum (kleine Kurvatur)	C39.0	Atemwege, obere o.n.A.
C16.32	Antrum (Vorderwand)	C41.21	Atlas
C30.1	Antrum mastoideum	C69.4	Augapfel
C21.0	Anus o.n.A.	C69.x	AUGE
C44.55	Anus (äußere Haut)	C69.9	Auge o.n.A.
C49.31	Aorta thoracalis	C69.8	Auge (mehrere Teilbereiche)
C49.41	Aorta abdominalis	C44.33	Augenbrauen
C77.28	Aortenlymphknoten, intraabdominale	C69.6	Augenhöhle
		C44.1	Augenlid
C77.16	Aortenlymphknoten, intrathorakale	C44.14	Augenwinkel, äußerer
		C44.13	Augenwinkel, innerer
C49.92	Aponeurosen o.n.A.	C47.x	AUTONOMES NERVEN-SYSTEM

C76.1	Axilla o.n.A.		*Blase siehe auch Harnblase*
C49.33	-, Binde- und Weichteilgewebe, Gefäße	C67.9	Blase o.n.A.
		C67.1	Blasenfundus
C44.62	-, Haut	C67.5	Blasenhals
C77.35	-, Lymphknoten	C67.4	Blasenwand, hintere
C47.1	-, Nerven, periphere	C67.2	Blasenwand, laterale
		C67.3	Blasenwand, vordere
C49.x	BÄNDER	C18.1	Blinddarm
C49.92	Bänder o.n.A.	C42.0	Blut
C41.2x	Bandscheiben	C49.9x	Blutgefässe o.n.A.
C51.0	Bartholini-Drüsen	C10.4	Branchiogene Fistel
C71.03	Basalganglien	C44.33	Braue
		C77.14	Bronchiale Lymphknoten
C76.2	**Bauch** o.n.A.	C34.9	Bronchus o.n.A.
C49.4	-, Binde- und Weichteilgewebe, Muskeln, Gefäße	C34.01	Bronchus, Carina
		C34.0	Bronchus, End-
C44.52	-, Haut	C34.0	Bronchus, Haupt-
C77.2	-, Lymphknoten	C34.02	Bronchus, Zwischen-
C47.4	-, Nervensystem, autonomes	C71.72	Brücke (Gehirn)
		C50.x	BRUST
C49.46	Bauchdeckenmuskulatur	C41.33	Brustbein
C48.1	Bauchfell o.n.A.		
C25.x	BAUCHSPEICHELDRÜSE	C76.1	**Brustwand** o.n.A.
		C49.3	-, Binde- und Weichteilgewebe, Muskeln
C76.3	**Becken** o.n.A.		
C49.5	-, Binde- und Weichteilgewebe, Muskeln, Gefäße	C44.51	-, Haut
		C41.3	-, Knochen, Gelenke
C41.4	-, Knochen, Gelenke	C77.1	-, Lymphknoten
C77.5	-, Lymphknoten	C47.3	-, Nerven, periphere
C47.5	-, Nervensystem, autonomes		
		C50.0	Brustwarze
C76.5	**Bein** o.n.A.	C41.22	Brustwirbel
C49.2	-, Binde- und Weichteilgewebe, Muskeln, Gefäße	C41.25	Brustwirbelsäule (Diskus)
		C69.4	Bulbus oculi
C44.7	-, Haut		
C40.3	-, Lamellenknochen, Gelenke		*Caecum siehe Zäkum*
C77.4	-, Lymphknoten	C40.31	Calcaneus
C47.2	-, Nerven, periphere	C22.1	Canaliculus biliaris
C40.2	-, Röhrenknochen, Gelenke	C69.61	Capsula bulbi
		C71.08	Capsula int. nuclei lentiformis
C49.x	BINDEGEWEBE		*Cardia siehe Kardia*
C49.9	Bindegewebe o.n.A.	C34.01	Carina
C49.8	Bindegewebe verschied. Reg.	C40.11	Carpalia
C49.0	Bindehaut (Auge)	C72.1	Cauda equina

C30.1	Cavum tympani	C16.2	Corpus ventriculi
C71.6	Cerebellum	C41.35	Costovertebralgelenk
C71.0	Cerebrum	C68.0	Cowper-Drüse
C44.22	Ceruminaldrüsen	C32.3	Cricoidknorpel
	Cervix siehe auch Zervix	C48.17	Cul de sac
C53.x	CERVIX UTERI		
C53.9	Cervix uteri o.n.A.	C76.3	**Damm** o.n.A.
C53.1	Cervix uteri, Ektozervix	C49.55	-, Binde- und Weichteilgewebe,
C53.0	Cervix uteri, Endozervix		Muskeln, Gefäße
C72.3	Chiasma opticum	C44.58	-, Haut
C11.3	Choanen		
C22.1	Cholangiole	C26.0	Darm o.n.A.
C69.3	Choroidea	C41.41	Darmbein
C69.43	Ciliarkörper		
C41.34	Clavicula	C76.4	**Daumen** o.n.A.
C51.2	Clitoris	C49.18	-, Bindegewebe, Muskeln
	Coecum siehe Zäkum	C44.68	-, Haut
	Colon siehe auch Kolon	C40.15	-, Grundgelenk
C18.2	Colon ascendens	C40.12	-, Metacarpalia
C18.6	Colon descendens		
C18.7	Colon sigmoideum	C49.34	Diaphragma
C18.4	Colon transversum		*Dickdarm siehe auch Kolon*
C18.43	Colon transversum,	C18.x	DICKDARM
	linkes Drittel	C18.9	Dickdarm o.n.A.
C18.42	Colon transversum,	C18.8	Dickdarm (mehrere Bereiche)
	mittleres Drittel	C41.2x	Discus intervertebralis
C18.41	Colon transversum,	C17.3	Divertikel, Meckel-
	rechtes Drittel	C48.17	Douglas-Raum
C19.9	Colon *und* Rectum	C71.53	Dritter Ventrikel
C00.6	Commissura labiorum		
C32.0	Commissura laryngis		**Drüsen**
C44.2	Concha	C51.0	Bartholini-
C69.03	Conjunctiva bulbi	C50.9	Brust-, o.n.A.
C69.0	Conjunctiva o.n.A.	C44.22	Ceruminal-
C72.05	Conus medullaris	C68.0	Cowper-
C72.0	Corda dorsalis	C75.9	endokrine o.n.A.
C69.1	Cornea	C75.8	endokrine, mehrere
C69.62	Corpus adiposum orbitae	C53.0	endozervikale
C71.8	Corpus callosum	C75.3	Epiphyse
C60.2	Corpus cavernosum penis	C75.1	Hypophyse
C69.43	Corpus ciliare	C44.15	Meibom-
C71.03	Corpus striatum	C53.0	Naboth-
C54.x	CORPUS UTERI	C74.9	Nebennieren o.n.A.
C54.9	Corpus uteri o.n.A.	C75.0	Nebenschilddrüsen
C54.8	Corpus uteri (mehrere Bereiche)	C68.1	paraurethrale

C07.9	Parotis	C56.9	Eierstock
C61.9	Prostata	C57.0	Eileiter
C73.9	Schilddrüse	C53.1	Ektozervix
C44.9	Schweiß-	C44.64	Ellenbeuge (Haut)
C08.9	Speicheldrüsen, große, o.n.A.	C77.31	Ellenbeuge (Lymphknoten)
C06.9	Speicheldrüsen, kleine, o.n.A.		
C08.1	sublinguale	C76.4	**Ellenbogen o.n.A.**
C08.0	Submandibular-,	C49.13	-, Binde-, Weichteilgew., Muskeln
C44.9	Talg-	C40.06	-, Gelenk, Knochen
C69.5	Tränen-	C44.64	-, Haut
C75.3	Zirbeldrüse	C47.1	-, Nerven, periphere
C24.0	Ductus biliaris o.n.A.	C38.0	Endokard
C24.04	Ductus choledochus	C75.9	Endokrine Drüsen o.n.A.
C75.2	Ductus craniopharyngealis	C75.8	Endokrine Drüsen, mehrere
C24.05	Ductus cysticus	[C54.1	Endometrium]
C63.1	Ductus deferens	C53.0	Endozervix
C52.9	Ductus Gartneri	C71.55	Ependym (Ventrikel)
C24.03	Ductus hepaticus communis	C63.0	Epididymis
C24.01	Ductus hepaticus dexter	C32.1	Epiglottis o.n.A.
C24.02	Ductus hepaticus sinister	C32.1	Epiglottisfläche, laryngeale
C69.52	Ductus nasolacrimalis	C10.1	Epiglottisfläche, linguale
[C25.3	Ductus pancreaticus]	C38.0	Epikard
C07.9	Ductus parotidicus	C75.3	Epiphyse
C25.3	Ductus Santorini	C75.0	Epithelkörperchen
C07.9	Ductus Stenonii	C41.07	Ethmoid (Knochen)
C08.1	Ductus sublingualis	C31.1	Ethmoid (Sinus)
C49.38	Ductus thoracicus	C53.1	Exozervix
C73.94	Ductus thyreoglossus	C24.0	Extrahepatische Gallenwege
C08.0	Ductus Whartoni		
C25.3	Ductus Wirsungianus	C76.4	**Extremität, obere o.n.A.**
C17.x	DÜNNDARM	C49.1	-, Binde- und Weichteilgewebe,
C17.9	Dünndarm o.n.A.		Muskeln, Gefäße
C48.14	Dünndarm-Mesenterium	C44.6x	-, Haut
C17.8	Dünndarm (mehrere Bereiche)	C40.1	-, Lamellenknochen, Gelenke
C17.0	Duodenum	C77.3	-, Lymphknoten
C17.04	Duodenum, Pars ascendens	C47.1	-, Nerven, periphere
C17.02	Duodenum, Pars descendens	C40.0	-, Röhrenknochen, Gelenke
C17.03	Duodenum, Pars horizontalis		
C17.01	Duodenum, Pars superior	C76.5	**Extremität, untere o.n.A.**
C70.9	Dura mater o.n.A.	C49.2	-, Binde- und Weichteilgewebe,
C70.01	Dura mater (Hirn)		Muskeln, Gefäße
C70.11	Dura mater (Rückenmark)	C44.7x	-, Haut
C73.95	Dystope Schilddrüse	C40.3	-, Lamellenknochen, Gelenke

C77.4	-, Lymphknoten	C52.91	Fornix vaginae
C47.2	-, Nerven, periphere	C71.9	Fossa cranialis
C40.2	-, Röhrenknochen, Gelenke	C76.3	Fossa ischiorectalis
C13.1	Falte, aryepiglottische, hypopharyngealer Anteil	C12.9	Fossa piriformis
		C11.2	Fossa Rosenmuelleri
C32.1	Falte, aryepiglottische, laryngealer Anteil	C09.0	Fossa tonsillaris
		C51.9	Fourchette
C70.05	Falx cerebelli	C00.5	Frenulum labii
C70.04	Falx cerebri	C02.2	Frenulum linguae
C49.92	Faszien o.n.A.	C71.1	Frontalhirn
C40.21	Femur	C16.1	Fundus (Magen)
C76.5	Ferse o.n.A.	C16.13	Fundus (große Kurvatur)
C44.77	Ferse (Haut)	C16.11	Fundus (kleine Kurvatur)
C40.31	Fersenbein	C16.14	Fundus (Hinterwand)
C58.9	Fetale Membranen	C16.12	Fundus (Vorderwand)
C49.x	FETTGEWEBE	C54.3	Fundus uteri
C49.97	Fettgewebe o.n.A.	C63.1	Funiculus spermaticus
C40.23	Fibula	C76.5	**Fuß** o.n.A.
C72.06	Filum terminale	C49.27	-, Binde- und Weichteilgewebe, Muskeln, Gefäße
C76.4	**Finger** o.n.A.	C44.7x	-, Haut
C49.18	-, Binde- und Weichteilgewebe, Muskeln, Gefäße	C40.3x	-, Knochen, Gelenke
C44.68	-, Haut	C47.2	-, Nerven, periphere
C40.1x	-, Knochen, Gelenke	C44.78	Fußnagel
C47.1	-, Nerven, periphere	C44.75	Fußrücken
		C44.76	Fußsohle
C40.16	Fingergrundgelenk	C40.37	Fußwurzelgelenke
C44.68	Fingernagel	C40.32	Fußwurzelknochen
C10.4	Fistel, branchiogene		
		C23.9	Gallenblase
C76.7	**Flanke** o.n.A.	C23.93	Gallenblasenfundus
C49.62	-, Binde- und Weichteilgewebe, Muskeln, Gefäße	C23.91	Gallenblasenhals
		C23.92	Gallenblasenkörper
C44.5	-, Haut	C22.1	Gallenkanälchen
C47.2	-, Nerven, periphere	C24.9	Gallengänge o.n.A.
C18.3	Flexura hepatica coli	C24.0	Gallengänge, extrahepatische
C18.5	Flexura lienalis coli	C22.1	Gallengänge, intrahepatische
C58.9	Fötale Membranen	C24.8	Gallengänge (mehrere Teilbereiche)
C71.76	Foramen Luschkae	C47.9	Ganglien o.n.A.
C71.75	Foramen Magendii	C71.03	Ganglien, Basal-
C71.52	Foramen Monroi	C52.9	Gartner-Gang
C69.02	Fornix conjunctivae	C26.9	Gastrointestinaltrakt o.n.A.
C11.3	Fornix (Nasopharynx)	C16.0	Gastro-ösophagealer Übergang

C05.9	Gaumen o.n.A.		*Glandulae siehe auch Drüsen*
C05.0	Gaumen, harter	C69.5	Glandula lacrimalis
C05.1	Gaumen, weicher	C75.0	Gll. parathyroideae
C05.8	Gaumen (Übergangszone)	C68.1	Gll. paraurethrales
C11.3	Gaumen, nasopharyngeale Wand	C75.3	Gl. pinealis
C09.1	Gaumenbogen	C75.1	Gl. pituitaria
C09.0	Gaumenmandel, Gaumentonsille	C08.1	Gl. sublingualis
C55.9	Gebärmutter o.n.A.	C08.0	Gl. submandibularis
C71.x	GEHIRN	C74.x	GL. SUPRARENALIS
C71.9	Gehirn o.n.A.	C60.1	Glans penis
C71.8	Gehirn (mehrere Teilbereiche)	C71.03	Globus pallidus
C71.01	Gehirnrinde	C75.51	Glomus aorticum
C44.22	Gehörgang, äußerer	C75.4	Glomus caroticum
C30.1	Gehörgang, innerer	C75.52	Glomus coccygicum
C41.9	Gelenke o.n.A.	C75.53	Glomus jugulare
C49.93	Gelenkkapsel o.n.A.	C10.2	Glossotonsillarfurche
C41.9	Gelenkknorpel o.n.A.	C32.0	Glottis
C63.9	Genitalorgane, männliche, o.n.A.	C47.9	Grenzstrang o.n.A.
		C47.2	Grenzstrang, lumbal
C63.8	Genitalorgane, männliche (mehrere Teilbereiche)	C47.3	Grenzstrang, thorakal
		C47.0	Grenzstrang, zervikal
C57.9	Genitalorgane, weibliche, o.n.A.	C16.6	Große Kurvatur (Magen) o.n.A.
C57.8	Genitalorgane, weibliche, (mehrere Teilbereiche)	C51.0	Große Schamlippen
		C08.9	Große Speicheldrüsen o.n.A.
C44.57	Genitokruralbeuge	C08.8	Große Speicheldrüsen (mehrere)
		C71.0	Großhirn
C76.3	Gesäßregion o.n.A.	C71.01	Großhirnrinde
C49.56	-, Binde- und Weichteilgewebe, Muskeln, Gefäße		
C44.54	-, Haut	C44.41	Haarfollikel (Kopfhaut)
C41.4x	-, Knochen	C42.4	Hämatopoetisches System o.n.A.
C47.6	-, Nerven, periphere	C21.8	Hämorrhoidalzone
C76.0	Gesicht o.n.A.	C76.0	Hals o.n.A.
C49.04	-, Binde- und Weichteilgewebe, Muskeln, Gefäße	C49.06	-, Binde- und Weichteilgewebe, Muskeln, Gefäße
C44.3	-, Haut	C44.43	-, Haut
C72.5x	-, Hirnnerven	C41.21	-, Knochen, Gelenke
C41.03	-, Knochen	C77.0	-, Lymphknoten
		C47.0	-, Nerven, periphere
C03.9	Gingiva o.n.A.		
C03.1	Gingiva mandibularis	C41.21	Halswirbel
C03.0	Gingiva maxillaris	C41.24	Halswirbelsäule (Diskus)

C76.4	**Hand** o.n.A.	C71.7	Hirnstamm
C49.17	-, Binde-, Weichteilgew., Muskeln	C71.78	Hirnstamm (mehrere Bereiche)
C44.6x	-, Haut	C71.02	Hirnsubstanz, weiße
C40.1x	-, Knochen, Gelenke	C71.5	Hirnventrikel
C47.1	-, Nerven, periphere	C62.1	Hoden, deszendierter
		C62.0	Hoden, dystoper
C44.67	Handfläche	C62.9	Hoden o.n.A.
C40.14	Handgelenke	C62.0	Hodenhochstand
C44.66	Handrücken	C63.2	Hodensack
C67.x	HARNBLASE	C69.1	Hornhaut (Auge)
C67.9	Harnblase o.n.A.		
C67.1	Harnblase (Fundus)	C76.7	**Hüfte** o.n.A.
C67.5	Harnblase (Hals)	C49.21	-, Binde-, Weichteilgew., Muskeln
C67.8	Harnblase (mehrere Bereiche)	C44.71	-, Haut
C67.1	Harnblasenscheitel	C41.4x	-, Knochen, Gelenke
C67.4	Harnblasenwand, hintere	C47.6	-, Nerven, periphere
C67.2	Harnblasenwand, laterale		
C67.3	Harnblasenwand, vordere	C40.02	Humerus
C66.9	Harnleiter	C52.96	Hymen
C67.6	Harnleitermündung	C41.09	Hyoid
C68.9	Harnorgane o.n.A.	C13.x	HYPOPHARYNX
C68.0	Harnröhre	C13.9	Hypopharynx o.n.A.
C34.0	Hauptbronchus	C13.2	Hypopharynx, Hinterwand
C44.x	HAUT	C13.1	Hypopharynx, aryepiglott. Falte
C44.9	Haut o.n.A.	C13.0	Hypopharynx, Postkrikoidbezirk
C51.0	Haut der Labia majora	C13.8	Hypopharynx (mehrere Bereiche)
C60.9	Haut des Penis	C75.1	Hypophyse
C63.2	Haut des Skrotums	C71.04	Hypothalamus
C51.9	Haut der Vulva		
C44.8	Haut mehrerer Regionen		
C44.55	Haut, perianale	C18.0	Ileozäkalklappe
C44.21	Helix	C17.2	Ileum
C71.0	Hemisphäre, Gehirn-	C49.51	Iliakalarterien
C38.0	Herz	C49.52	Iliakalvenen
C31.0	Highmore-Höhle	C41.47	Iliosakralgelenk
C34.0	Hilus der Lunge	C77.4	Inguinale Lymphknoten
C77.1	Hiluslymphknoten		*Inguinalregion siehe Leistenbeuge*
C38.2	Hinteres Mediastinum	C30.1	Innenohr
C71.4	Hinterhauptlappen	C44.13	Innerer Augenwinkel
C71.21	Hippocampus	C71.05	Insel (Reil)
C70.1	Hirnhäute, spinale	C25.4	Inseln, Langerhans-
C70.0	Hirnhäute, zerebrale	C49.36	Interkostalmuskeln
C72.x	HIRNNERVEN	C47.3	Interkostalnerven
C41.01	Hirnschädelknochen	C41.2x	Intervertebralscheiben

C26.9	Intestinaltrakt o.n.A.	C76.5	**Knie** o.n.A.
C77.2	Intraabdominale Lymphknoten	C49.23	-, Binde- und Weichteilgewebe,
C22.1	Intrahepatische Gallengänge		Muskeln, Gefäße
C76.1	Intrathorakaler Sitz o.n.A.	C40.25	-, Gelenk
C69.42	Iris	C44.73	-, Haut
C76.3	Ischiorektalgrube	C40.24	-, Knochen
C54.0	Isthmus uteri		
C17.1	Jejunum	C49.24	Kniekehle (Haut)
C41.06	Jochbein	C77.43	Kniekehle (Lymphknoten)
		C40.24	Kniescheibe
		C41.9	Knochen o.n.A.
C16.0	Kardia	C42.1	Knochenmark
C16.0	Kardio-ösophagealer Übergang	C41.9	Knorpel o.n.A.
C75.4	Karotisdrüse		*Kolon siehe auch Colon*
C32.0	Kehldeckel	C18.9	Kolon o.n.A.
C10.1	Kehldeckel (Vorderfläche)	C19.9	Kolon *und* Rektum
C32.x	KEHLKOPF	C51.9	Kommissur, hintere
C13.1	Kehlkopffalte,	C69.0	Konjunktiva (Auge)
	Hypopharynx-Anteil		
C32.1	Kehlkopffalte, Larynx-Anteil	C76.0	**Kopf** o.n.A.
C32.3	Kehlkopfknorpel	C49.0	-, Binde- und Weichteilgewebe,
C31.3	Keilbeinhöhle		Muskeln, Gefäße
C41.11	Kiefergelenk	C44.4	-, Haut
C31.0	Kieferhöhle	C41.0x	-, Knochen
C44.36	Kieferwinkel	C77.0	-, Lymphknoten
C10.4	Kiemenspalte	C47.0	-, Nerven, periphere
C44.35	**Kinn** o.n.A.	C44.41	Kopf, behaarter
C49.05	-, Binde- und Weichteilgewebe,	C44.4	Kopfhaut o.n.A.
	Muskeln	C69.1	Kornea
C44.35	-, Haut	C16.2	Korpus (Magen)
C41.1	-, Knochen	C16.23	Korpus (große Kurvatur)
		C16.24	Korpus (Hinterwand)
C41.34	Klavikula	C16.21	Korpus (kleine Kurvatur)
C16.5	Kleine Kurvatur (Magen) o.n.A.	C16.22	Korpus (Vorderwand)
C51.1	Kleine Schamlippen	C41.35	Kostovertebralgelenk
C06.9	Kleine Speicheldrüsen o.n.A.	C41.44	Kreuzbein
C71.6	Kleinhirn	C32.3	Krikoidknorpel
C71.64	Kleinhirnbrückenwinkel	C62.0	Kryptorcher Hoden
C71.63	Kleinhirnhemisphäre	[C16.6	Kurvatur, große, o.n.A.]
C51.2	Klitoris	[C16.5	Kurvatur, kleine, o.n.A.]
[C21.2	Kloakenregion]		
		C51.0	Labia majora
		C51.1	Labia minora

C25.4	Langerhans-Inseln	C33.9	Luftröhre
C14.1	Laryngopharynx	C72.03	Lumbalmark
C32.x	LARYNX	C47.5	Lumbosakralplexus
C32.9	Larynx o.n.A.	C34.x	LUNGE
C32.0	Larynx (Kommissuren)	C34.9	Lunge o.n.A.
C32.1	Larynx (Taschenbänder)	C34.1	Lunge (Lingula)
C32.8	Larynx (mehrere Teilbereiche)	C34.2	Lunge (Mittellappenbronchus)
[C32.3	Larynxknorpel]	C34.1	Lunge (Oberlappenbronchus)
C22.0	Leber	C34.3	Lunge (Unterlappenbronchus)
C22.02	Leberlappen, linker	C34.8	Lunge (mehrere Teilbereiche)
C22.01	Leberlappen, rechter	C49.98	Lymphgefäße o.n.A.
C69.41	Lederhaut (Auge)	C77.x	LYMPHKNOTEN
		C77.9	Lymphknoten o.n.A.
C76.3	**Leistenbeuge o.n.A.**	C77.8	Lymphknoten (div. Regionen)
C49.54	-, Binde- und Weichteilgewebe		
C44.56	-, Haut		
C77.4	-, Lymphknoten	C63.9	Männliche Genitalorgane o.n.A.
		C16.x	MAGEN
C41.23	Lendenwirbel	C16.9	Magen o.n.A.
C41.26	Lendenwirbelsäule (Diskus)	C16.3	Magen (Antrum)
C69.45	Lens cristallina	C16.1	Magen (Fundus)
C44.1	Lid (Auge)	C16.2	Magen (Korpus)
C69.01	Lidkonjunktiva	[C16.6	Magen, große Kurvatur o.n.A.]
C57.1	Ligamentum latum uteri	[C16.5	Magen, kleine Kurvatur o.n.A.]
C57.2	Ligamentum rotundum	C16.8	Magen (mehrere Teilbereiche)
C69.1	Limbus corneae	C16.4	Magenausgang
C34.1	Lingula (Lunge)	C50.0	Mamille
C69.45	Linse	C50.x	MAMMA
C71.08	Linsenkern	C50.9	Mamma o.n.A.
C00.x	LIPPEN	C50.6	Mamma (axilläre Ausläufer)
C00.9	Lippen o.n.A.	C50.4	Mamma (oberer äuß. Quadrant)
C44.0	Lippen (äußere Haut)	C50.2	Mamma (oberer inn. Quadrant)
C00.8	Lippen, beide	C50.5	Mamma (unterer äuß. Quadrant)
C00.6	Lippen (Kommissur)	C50.3	Mamma (unterer inn. Quadrant)
C00.9	Lippenrot o.n.A.	C50.1	Mamma (zentr. Drüsenkörper)
C00.0	Lippenrot (Oberlippe)	C50.8	Mamma (mehrere Teilregionen)
C00.1	Lippenrot (Unterlippe)	C41.1	Mandibula
C00.5	Lippenschleimhaut o.n.A.	C30.1	Mastoid
C71.1	Lobus frontalis cerebri	C41.05	Maxilla
C71.4	Lobus occipitalis	C17.3	Meckel-Divertikel
C71.3	Lobus parietalis	C38.3	Mediastinum o.n.A.
C73.93	Lobus pyramidalis	C38.2	Mediastinum, hinteres
C71.2	Lobus temporalis	C38.1	Mediastinum, vorderes
C76.7	Lokalisation, Angabe mangelhaft	C38.8	Mediastinum (mehrere Bereiche)
C80.9	Lokalisation, Primär-, unbekannte	C71.73	Medulla oblongata

C72.0	Medulla spinalis	C49.45	Nabel (Bindegewebe)
C44.15	Meibom-Drüse	C53.0	Naboth-Drüse
C58.9	Membranen, fetale		
C70.1	Meningen, spinale	C76.0	**Nacken** o.n.A.
C70.0	Meningen, zerebrale	C49.06	-, Binde- und Weichteilgewebe,
C40.27	Meniskus, lateraler		Muskeln, Gefäße
C40.28	Meniskus, medialer	C41.24	-, Halswirbelsäule, Diskus
C48.15	Mesenteriolum (Appendix)	C44.42	-, Haut
C48.16	Mesenterium (Dünndarm)	C77.0	-, Lymphknoten
C48.16	Mesokolon	C47.0	-, Nerven, periphere
C10.x	MESOPHARYNX		
C57.1	Mesovarium	C44.68	Nagel, Finger-
C40.12	Metacarpalia	C44.78	Nagel, Zehen-
C40.33	Metatarsalia	C44.31	Nase, äußere
C50.1	Milchgänge	C30.0	Nase, innere
C42.2	Milz	C41.04	Nasenbein
C40.33	Mittelfußknochen	C11.0	Nasendach
C41.03	Mittelgesichtsknochen	C44.31	Nasenflügel
C71.71	Mittelhirn	C30.0	Nasenhöhle
C40.17	Mittel- und Endgelenke (Finger)	C30.0	Nasenloch
C30.1	Mittel- und Innenohr	C31.9	Nasennebenhöhlen o.n.A.
C51.9	Mons pubis	C31.8	Nasennebenhöhlen
C21.8	Morgagni-Krypten		mehrere Teilbereiche)
C06.9	Mund o.n.A.	C11.0	Nasen-Rachen-Dach
C04.9	Mundboden o.n.A.	C30.0	Nasenschleimhaut
C04.1	Mundboden, seitlicher	C30.0	Nasenseptum
C04.0	Mundboden, vorderer	C11.3	Nasenseptum, hinterer Rand
C04.8	Mundboden (mehrere Bereiche)	C69.52	Nasen-Tränen-Gang
C06.9	Mundhöhle o.n.A.	C11.x	NASOPHARYNX
C06.8	Mundhöhle (mehrere Bereiche)	C11.9	Nasopharynx o.n.A.
C03.9	Mundschleimhaut o.n.A.	C11.0	Nasopharynx (Dach)
C03.8	Mundschleimhaut	C11.1	Nasopharynx (Hinterwand)
	(mehrere Teilbereiche)	C11.2	Nasopharynx (Seitenwand)
C44.03	Mundwinkel (äußere Haut)	C11.3	Nasopharynx (Vorderwand)
C00.6	Mundwinkel (Schleimhaut)	C11.8	Nasopharynx (mehrere Bereiche)
C49.x	MUSKELN	C63.02	Nebenhoden (Körper)
C49.96	Muskeln o.n.A.	C63.01	Nebenhoden (Kopf)
C21.1	M. sphincter ani	C63.03	Nebenhoden (Schwanz)
C53.11	Muttermund, äußerer	C74.9	Nebenniere o.n.A.
C53.01	Muttermund, innerer	C74.1	Nebennierenmark
C38.0	Myokard	C74.0	Nebennierenrinde
[C54.2	Myometrium]	C75.0	Nebenschilddrüsen
		C72.5	Nerven, Hirn- (außer N.olfactorius, N.opticus, N.acusticus)
C44.52	Nabel (äußere Haut)		

C47.x	NERVEN, PERIPHERE		C76.4	**Obere Extremität** o.n.A.
C47.9	Nerven - o.n.A.		C49.1	-, Binde- und Weichteilgewebe,
C47.0	Nerven - Kopf-Hals-Bereich			Muskeln, Gefäße
C47.1	Nerven - obere Extremität		C44.6	-, Haut
C47.2	Nerven - untere Extremität		C40.1	-, Lamellenknochen, Gelenke
C47.3	Nerven - Thoraxbereich		C77.3	-, Lymphknoten
C47.4	Nerven - Abdomen		C47.1	-, Nerven, periphere
C47.5	Nerven - Becken		C40.0	-, Röhrenknochen, Gelenke
C47.6	Nerven - Stamm		C41.05	Oberkiefer
C47.8	Nerven - mehrere Bereiche		C03.0	Oberkieferschleimhaut
C47.x	N. SYSTEM, AUTONOMES		C03.02	" (Alveolarfortsatz)
C72.51	N. abducens		C03.01	" (Gingiva)
C72.59	N. accessorius		C44.11	Oberlid
C72.4	N. acusticus		C00.0	Oberlippe (Lippenrot)
C72.52	N. facialis		C44.01	Oberlippe (äußere Haut)
C72.53	N. glossopharyngeus		C00.3	Oberlippe (Schleimhaut)
C72.54	N. hypoglossus		C76.5	**Oberschenkel** o.n.A.
C72.55	N. oculomotorius		C49.22	-, Binde- und Weichteilgewebe,
C72.2	N. olfactorius			Muskeln, Gefäße
C72.3	N. opticus		C44.72	-, Haut
C72.56	N. trigeminus		C40.3	-, Lamellenknochen, Gelenke
C72.57	N. trochlearis		C77.4	-, Lymphknoten
C72.58	N. vagus		C47.2	-, Nerven, periphere
C48.13	Netz, großes		C40.2	-, Röhrenknochen, Gelenke
C69.2	Netzhaut		C71.61	Oberwurm (Kleinhirn)
C75.12	Neurohypophyse		C16.0	Ösophago-kardialer Übergang
C64.9	Niere		C15.x	ÖSOPHAGUS
C64.92	Niere (mittleres Drittel)		C15.9	Ösophagus o.n.A.
C64.91	Niere (oberes Drittel)		[C15.2	Ösophagus, abdominaler]
C64.93	Niere (unteres Drittel)		C15.4	" (mittl. intrathorak. Drittel)
C65.9	Nierenbecken		C15.3	" (oberes intrathorak. Drittel)
C65.92	Nierenbeckenauslaß		[C15.1	Ösophagus, thorakaler]
C65.91	Nierenkelche		C15.5	" (unteres intrathorak. Drittel)
C41.2x	Nucleus pulposus		C15.0	Ösophagus, zervikaler
			C15.8	Ösophagus (mehrere Bereiche)
C76.4	**Oberarm** o.n.A.		C44.2	Ohr, äußeres
C49.12	-, Binde- und Weichteilgewebe,		C30.1	Ohr, inneres
	Muskeln, Gefäße		C44.21	Ohrläppchen
C44.63	-, Haut		C44.21	Ohrmuschel
C40.1	-, Lamellenknochen, Gelenke		C07.9	Ohrspeicheldrüse
C77.3	-, Lymphknoten		C71.4	Okzipitallappen
C47.1	-, Nerven, periphere		C71.74	Olive
C40.0	-, Röhrenknochen, Gelenke		C48.13	Omentum majus
C39.0	Obere Atemwege o.n.A.			

C71.06	Operculum	C71.3	Parietallappen
C69.6	Orbita	C03.9	Parodontium
C69.61	Orbita (Bindegewebe)	C07.9	Parotis
C41.0	Orbita (Knochen)	C57.1	Parovarialgewebe
C67.5	Orificium urethrae	C40.35	Patella
C10.x	OROPHARYNX	C60.x	PENIS
C10.9	Oropharynx o.n.A.	C60.8	Penis o.n.A.
C10.3	Oropharynx (Hinterwand)	C60.1	Penis, Glans
C10.2	Oropharynx (Seitenwand)	C60.2	Penisschaft
C10.0	Oropharynx (Vallecula)	C44.55	Perianalhaut
C10.1	Oropharynx (Epiglottisfläche)	C38.0	Perikard
C10.8	Oropharynx (mehrere Bereiche)	C49.55	Perineum (Bindegewebe)
C41.45	Os coccygeum	C44.58	Perineum (Haut)
C41.07	Os ethmoidale	C03.9	Periodontium
C41.09	Os hyoidale	C47.x	PERIPHERE NERVEN
C41.41	Os ilium	C48.2	Peritonealhöhle o.n.A.
C41.43	Os ischii	C48.1	Peritoneum
C41.42	Os pubis	C48.11	Peritoneum parietale
C41.44	Os sacrum	C48.12	Peritoneum viscerale
C67.6	Ostium ureteris	C40.13	Phalangen der Finger
C67.5	Ostium urethrae internum	C40.34	Phalangen der Zehen
C56.9	Ovar	C14.0	Pharynx o.n.A.
		C70.03	Pia mater (Hirn)
		C70.13	Pia mater (Rückenmark)
C71.03	Pallidum	C49.27	Plantaraponeurose
C71.01	Pallium	C58.9	Plazenta
C49.17	Palmaraponeurose	C38.41	Pleura parietalis
C25.x	PANKREAS	C38.42	Pleura visceralis
C25.9	Pankreas o.n.A.	C47.1	Plexus brachialis
[C25.3	Pankreas (Ausführungsgang)]	C47.0	Plexus cervicalis
C25.4	Pankreas, endokrines	C71.56	Pl. chorioideus (I.-III.Ventrikel)
C25.8	Pankreas (mehrere Teilbereiche)	C71.77	Pl. chorioideus (IV.Ventrikel)
C25.1	Pankreaskörper	C47.2	Plexus lumbalis
C25.0	Pankreaskopf	C47.5	Plexus lumbosacralis
C25.2	Pankreasschwanz	C47.5	Plexus sacralis
C69.51	Papilla lacrimalis	C13.1	Plica aryepiglottica
C75.5	Paraganglien	C71.72	Pons
C75.51	Paraganglion aorticum	C53.12	Portioepithel
C75.52	Paraganglion coccygicum	C13.0	Postkrikoidbezirk
C57.3	Parametrium	C60.0	Präputium
C47.x	PARASYMPATHISCHES NERVENSYSTEM	C80.9	Primärlokalisation, unbekannte
		C61.9	Prostata o.n.A.
C75.0	Parathyreoidea	C61.94	Prostata (Apex)
C68.1	Paraurethrale Drüsen	C61.93	Prostata (Isthmus)
C38.4	Parietale Pleura	C61.91	Prostata (lateraler Lappen)

C61.92	Prostata (Mittellappen)	C76.7	Rücken o.n.A.
C71.03	Putamen	C49.61	-, Binde- und Weichteilgewebe, Muskeln, Gefäße
C16.4	Pylorus		
C16.44	Pylorus (Hinterwand)	C44.53	-, Haut
C16.42	Pylorus (Vorderwand)	C47.6	-, Nerven, periphere
C71.74	Pyramide	C72.0	Rückenmark
C14.0	Rachen o.n.A.	C70.1	Rückenmarkhäute
C11.1	Rachenmandel	C41.2	Rückgrat
	Rachenring siehe Oropharynx		
C11.1	Rachentonsille	C72.04	Sakralmark
C13.2	Rachenwand, hintere	C63.7	Samenblase
C40.07	Radioulnargelenk	C63.1	Samenstrang
C40.03	Radius	C25.3	Santorini-Gang
C75.11	Rathke-Tasche	C40.01	Scapula
C11.2	Recessus pharyngeus	C41.0	Schädel
C12.9	Recessus piriformis	C41.02	Schädelbasis
C69.42	Regenbogenhaut	C71.9	Schädelgrube, vordere
C13.0	Regio postcricoidea	C41.01	Schädelknochen
C44.44	Regio supraclavicularis	C41.42	Schambein
C19.9	Rektosigmoid (Übergang)	C51.0	Schamlippen, große
C20.9	Rektum o.n.A.	C51.1	Schamlippen, kleine
C20.9	Rektum, Ampulle	C52.9	Scheide
C20.91	Rektum (4 bis < 7.5 cm Höhe)	C52.93	Scheidengewölbe, hinteres
C20.92	Rektum (7.5 bis <12 cm Höhe)	C52.92	Scheidengewölbe, vorderes
C20.93	Rektum (> 12 cm Höhe)	C71.3	Scheitellappen (Gehirn)
C21.8	Rektum *und* Anus	C40.22	Schienbein
C19.9	Rektum *und* Kolon	C73.9	Schilddrüse
C39.9	Respirationstrakt o.n.A.	C73.92	Schilddrüse (Isthmus)
C39.0	Respirationstrakt, oberer o.n.A.	C73.94	Schilddrüse (Ductus thyreoglossus)
C42.3	Retikuloendothel. System o.n.A.		
C69.2	Retina	C73.95	Schilddrüse, dystope
C06.11	Retroanguläre Zone	C73.93	Schilddrüse (Lobus pyramidalis)
C06.2	Retromolare Zone	C73.91	Schilddrüse (Seitenlappen)
C48.0	Retroperitoneum		
C48.01	-, periadrenales Gewebe	C76.0	Schläfe o.n.A.
C48.02	-, perirenales Gewebe	C49.02	-, Bindegewebe, Muskeln, Gefäße
C48.04	-, retrozäkales Gewebe		
C14.0	Retropharynx	C44.34	-, Haut
C71.0	Rhinencephalon	C41.01	-, Knochen
C32.3	Ringknorpel		
C41.31	Rippen (knöcherner Anteil)	C71.2	Schläfenlappen (Gehirn)
C38.4	Rippenfell	C49.93	Schleimbeutel o.n.A.
C41.32	Rippenknorpel	C41.34	Schlüsselbein
C11.2	Rosenmüller-Grube	C14.0	Schlund

C76.4	Schulter o.n.A.	C76.7	Stamm o.n.A.
C44.61	-, Haut	C49.6	-, Binde- und Weichteilgewebe,
C40.0x	-, Knochen, Gelenke		Muskeln, Gefäße
C47.1	-, Nerven, periphere	C44.5	-, Haut
		C47.6	-, Nerven, periphere
C40.01	Schulterblatt		
C40.05	Schultergelenk	C34.0	Stammbronchus
C40.0	Schultergürtel	C41.45	Steißbein
C44.9	Schweißdrüsen o.n.A.		
C41.33	Schwertfortsatz	C76.3	Steißregion o.n.A.
C69.41	Sclera	C49.57	-, Binde- und Weichteilgewebe,
	Scrotum siehe Skrotum		Muskeln
C49.92	Sehnen o.n.A.	C44.54	-, Haut
C49.93	Sehnenscheiden o.n.A.	C41.4x	-, Knochen, Gelenke
C69.2	Sehnervenpapille	C47.6	-, Nerven, periphere
C71.51	Seitenventrikel (Gehirn)		
C75.13	Sella turcica	C07.9	Stensen-Gang
C30.0	Septum nasi	C41.37	Sternoklavikulargelenk
C71.07	Septum pellucidum	C41.36	Sternokostalgelenk
C41.07	Siebbein	C41.33	Sternum
C31.1	Siebbeinhöhle	C32.0	Stimmbänder, echte
C18.7	Sigmoid	C32.1	Stimmbänder, falsche
C31.9	Sinus accessorius	C44.33	Stirn
C31.1	Sinus ethmoidalis	C31.2	Stirnhöhle
C31.2	Sinus frontalis	C71.1	Stirnlappen (Gehirn)
C31.0	Sinus maxillaris	C32.2	Subglottis
C31.9	Sinus paranasales o.n.A.	C49.9	Subkutanes Gewebe o.n.A.
C12.9	Sinus piriformis	C08.1	Sublingualdrüse
C31.3	Sinus spenoidalis	C08.0	Submandibulardrüse
C80.0	Sitz, primärer, unbekannter	C44.79	Subungualgegend (Fuß)
C41.43	Sitzbein	C44.69	Subungualgegend (Hand)
C40.01	Skapula	C06.11	Sulcus alveolaris
C41.9	Skelett o.n.A.	C06.13	Sulcus buccomandibularis
C49.9	Skelettmuskeln o.n.A.	C06.12	Sulcus buccomaxillaris
C69.41	Sklera	C44.44	Supraklavikuläre Region (Haut)
C63.2	Skrotum	C49.07	" (Weichteile)
C08.9	Speicheldrüsen o.n.A.	C32.1	Supraglottis
C08.9	Speicheldrüsen, große o.n.A.	C47.x	SYMPATH. NERVENSYSTEM
C06.9	Speicheldrüsen, kleine o.n.A.	C41.48	Symphysis pubica
	Speiseröhre siehe Ösophagus	C49.93	Synovia o.n.A.
C21.1	Sphincter ani	C42.4	System, hämatopoetisches o.n.A.
C24.0	Sphincter Oddi	C42.3	System, retikuloendotheliales,
C40.36	Sprunggelenke		o.n.A.

C44.9	Talgdrüsen o.n.A.	C26.8	Tumoren der Verdauungs-
C71.8	Tapetum		organe, deren Ausgangs-
C40.32	Tarsalia		punkt keiner der Rubriken
C40.38	Tarsometatarsalgelenke		C15-C26.0 zugeordnet
C32.1	Taschenbänder		werden kann
C71.2	Temporallappen	C39.8	Tumoren des Respirations-
C70.06	Tentorium cerebelli		traktes, deren Ausgangs-
	Testis siehe Hoden		punkt keiner der Rubriken
C71.03	Thalamus		C30-C39.0 zugeordnet
C72.02	Thorakalmark		werden kann
		C41.8	Tumoren der Knochen und
C76.1	**Thorax o.n.A.**		Gelenke, deren Ausgangs-
C49.3	-, Binde- und Weichteilgewebe,		punkt keiner der Rubriken
	Muskeln, Gefäße		C40-C41.4 zugeordnet
C44.51	-, Haut		werden kann
C41.3	-, Knochen, Gelenke	C57.8	Tumoren der weiblichen
C77.1	-, Lymphknoten		Genitalorgane, deren
C47.3	-, Nerven, periphere		Ausgangspunkt keiner der
			Rubriken C51-C57.7 und
C37.9	Thymus		C58.9 zugeordnet werden
C73.9	Thyreoidea	C63.8	Tumoren der männlichen
C40.22	Tibia		Genitalorgane, deren
C40.24	Tibiofibulargelenk		punkt keiner der Rubriken
C71.65	Tonsilla cerebelli		C60-C63.7 zugeordnet
C02.4	Tonsilla lingualis		werden kann
C09.9	Tonsilla palatina	C68.8	Tumoren der Harnorgane,
C11.1	Tonsilla pharyngea		deren Ausgangspunkt keiner der
C09.9	Tonsille o.n.A.		Rubriken C64-C68.1
C09.0	Tonsillennische		zugeordnet werden kann
C33.9	Trachea	C63.7	Tunica vaginalis testis
C69.5	Tränendrüse	C30.1	Tympanon
C69.52	Tränen-Nasen-Gang		
C69.53	Tränensack		
C44.21	Tragus	C40.04	Ulna
C06.2	Trigonum retromolare	C80.9	Unbekannter Primärsitz
C67.0	Trigonum vesicae	C71.22	Uncus gyri hippocampi
C30.1	Tuba Eustachii		
C57.0	Tuba uterina	C76.4	**Unterarm o.n.A.**
C75.13	Türkensattel	C49.15	-, Binde- und Weichteilgewebe,
C14.8	Tumoren der Mundhöhle und des		Muskeln, Gefäße
	Rachens, deren Ausgangspunkt	C44.65	-, Haut
	keiner der Rubriken C00-C14.2	C40.0x	-, Knochen
	zugeordnet werden kann	C47.1	-, Nerven, periphere

C41.1	Unterkiefer	C63.7	Vesicula seminalis
C03.1	Unterkieferschleimhaut	C30.0	Vestibulum nasi
C03.12	" (Alveolarfortsatz)	C06.1	Vestibulum oris
C08.0	Unterkieferspeicheldrüse	C71.77	Vierter Ventrikel
C44.12	Unterlid	C38.1	Vorderes Mediastinum
C00.1	Unterlippe (Lippenrot)	C60.0	Vorhaut
C44.02	Unterlippe (äußere Haut)	C38.0	Vorhof, Herz
C00.4	Unterlippe (Schleimhaut)	C51.x	**VULVA**
		C51.9	Vulva o.n.A.
C76.5	**Unterschenkel o.n.A.**	C51.8	Vulva (mehrere Teilbereiche)
C49.25	-, Binde- und Weichteilgewebe, Muskeln, Gefäße		
C44.74	-, Haut	C76.5	Wade o.n.A.
C40.2x	-, Knochen, Gelenke	C40.23	Wadenbein
C77.43	-, Lymphknoten	C14.2	Waldeyer-Ring
C47.2	-, Nerven, periphere		
		C76.0	**Wange o.n.A.**
C71.62	Unterwurm (Kleinhirn)	C06.0	-, Schleimhaut
C67.7	Urachus	C49.04	-, Binde- und Weichteilgewebe, Muskeln, Gefäße
C66.9	Ureter		
C67.6	Ureterostien	C44.32	-, Haut
C68.0	Urethra	C41.06	-, Knochen
C68.9	Urogenitalsystem o.n.A.		
C55.9	Uterus o.n.A.	C06.1	Wangentasche
C68.0	Utriculus prostaticus	C30.1	Warzenfortsatz
C69.44	Uvealtrakt	C49.9	Weichteilgewebe o.n.A.
C05.2	Uvula	C71.0	Weiße Substanz (Gehirn)
		C08.0	Wharton-Gang
C52.9	Vagina	C41.2	Wirbelsäule
C52.95	Vagina, äußeres Drittel	C25.3	Wirsung-Gang
C52.94	Vagina, mittleres Drittel	C57.7	Wolff-Gang
C52.91	Vagina, oberes Drittel	C18.1	Wurmfortsatz
C10.0	Vallecula epiglottica		
C63.1	Vas deferens		
C49.x	**VENEN**	C18.0	Zäkum
C49.95	Venen o.n.A.	C05.2	Zäpfchen
C49.42	V. cava inferior	C03.9	Zahnfleisch o.n.A.
C49.32	V. cava superior	C03.0	Zahnfleisch (Oberkiefer)
C49.52	V. iliaca communis	C03.1	Zahnfleisch (Unterkiefer)
C71.5x	Ventrikel, Hirn-		
C71.56	Ventrikelependym	C76.5	**Zehen o.n.A.**
C02.8	Verbindungszone der Zunge	C49.28	-, Binde- und Weichteilgewebe, Muskeln, Gefäße
C26.9	Verdauungsorgane o.n.A.		
C71.6	Vermis (Cerebellum)	C44.78	-, Haut
C41.2	Vertebra	C40.3x	-, Knochen, Gelenke

C72.9	Zentralnervensystem o.n.A.	C02.8	Zunge (mehrere Teilbereiche)
C53.01	Zervikalkanal	C02.3	Zunge, vordere 2/3, o.n.A.
C72.01	Zervikalmark	C01.9	Zungenbasis
C53.x	ZERVIX	C02.2	Zungenbändchen
C53.9	Zervix o.n.A.	C41.09	Zungenbein
C53.01	Zervix (innerer Muttermund)	C01.9	Zungengrund
C53.11	Zervix (äußerer Muttermund)	C02.1	Zungenrand
C53.12	Zervix (Portioepithel)	C02.0	Zungenrücken
C53.8	Zervix (mehrere Teilbereiche)	C02.1	Zungenspitze
C53.02	Zervixschleimhaut	C02.4	Zungentonsille
C69.43	Ziliarkörper	C02.2	Zungenunterfläche
C75.3	Zirbeldrüse	C01.9	Zungenwurzel
	Zökum siehe Zäkum	C49.34	Zwerchfell
C06.11	Zona retroangularis oris	C34.02	Zwischenbronchus
C06.2	Zone, retromolare	C71.04	Zwischenhirn
C75.51	Zuckerkandl-Organ	C41.2x	Zwischenwirbelscheibe
C02.9	Zunge o.n.A.	C17.0	Zwölffingerdarm

KONVERSIONSLISTE

Veränderungen der Code-Nr. zwischen 3. und 4./5. Auflage des Tumorlokalisationsschlüssels

Anmerkungen

Zwischen der 1. und der 2. Auflage der ICD-O - und dementsprechend auch zwischen der 3. und 4./5. Auflage des Tumorlokalisationsschlüssels - bestehen in einigen wenigen Positionen Differenzen, die eine eindeutige automatische Umcodierung des gesamten Schlüssels nicht gestatten. Sie sind hier im folgenden angeführt.

Eine Unterscheidung von weiblicher und männlicher Brust wird nicht mehr vorgenommen. Verschlüsselt wird nur noch "Brust" (= C50.x). Damit entfällt die Code-Nr. 175.9.
Von der bisherigen Sammelnotation 192.0 (Hirnnerven) werden abgetrennt und mit einer eigenen vierstelligen Schlüssel-Nr. versehen die Begriffe "N. olfactorius" (C72.2), "N. opticus" (C72.3) und "N. acusticus" (C72.4). Entsprechend wird die fünfstellige Position 192.01 der 3. Auflage des Tumorlokalisationsschlüssels in die beiden vierstelligen Code-Nr. C72.2 (N. olfactorius) und C72.3 (N. opticus, Chiasma) aufgeteilt. (Der N. acusticus hatte bereits in der 3. Auflage eine eigene fünfstellige Notation.) Alle übrigen Hirnnerven werden auch in der neuen Auflage der ICD-O in der einen Gruppe C72.5 zusammengefaßt, während der Tumor-Lokalisationsschlüssel hier detaillierte fünfstellige Positionen anbietet.
Die bisherige fünfstellige Code-Nr. 192.02 wird in drei Positionen aufgetrennt (C72.51 = N. abducens, C72.55 = N. oculomotorius und C72.57 = N. trochlearis). Die Code-Nr. 192.08 wird unterteilt in C72.54 (= N. hypoglossus) und C72.59 (= N. accessorius).
Die alte Position 192.26 wird aufgeteilt in C72.06 (= Filum terminale) und C72.1 (= Cauda equina). Die Position 186.9 wird differenziert nach C62.1 (= Hoden im Skrotum) und C62.9 (= Hoden o.n.A.).
Einige wenige Positionen der 3. Auflage entfallen. So wird beispielsweise der Begriff "Zungenfrenulum" (früher 141.31) jetzt der "Zungenunterfläche" (C02.2) zugeordnet. "Oropharynx, Übergangsregion" (früher 146.5) wird jetzt bei "Oropharynx (mehrere Teilbereiche)" (C10.8) mit eingereiht; die "Ileozäkalklappe" (früher 153.41) wird jetzt dem Begriff "Zäkum" (C18.0) zugeordnet. Schließlich werden die im Abschnitt "BINDEGEWEBE UND ANDERE WEICHTEILGEWEBE" bisher aufgeführten Begriffe "Interkostalnerven" (171.45), "Lumbosakralplexus" (171.63) und "Nervengewebe, Ganglien o.n.A." (171.97) den entsprechenden Regionen des neuen Abschnitts "PERIPHERE NERVEN UND AUTONOMES NERVENSYSTEM" (C47.x) zugeordnet.

Alle Stellen, an denen eine exakte Abbildung der alten auf die neue Code-Nr. nicht möglich ist, sind in der Konversionsliste **kursiv** ausgezeichnet.

3. Auflage → 4./5. Auflage   3. Auflage → 4./5. Auflage

140 Lippen   **143 Mundschleimhaut**

 140.0 C00.0   143.0 C03.0
 140.1 C00.1   143.01 C03.01
 140.3 C00.3   143.02 C03.02
 140.4 C00.4   143.03 C03.03
 140.5 C00.5   143.1 C03.1
 140.6 C00.6   143.11 C03.11
 140.8 C00.8   143.12 C03.12
 140.9 C00.9   143.13 C03.13
           143.8 C03.8

141 Zunge   143.9 C03.9

 141.0 C01.9   **144 Mundboden**
 141.1 C02.0
 141.2 C02.1   144.0 C04.0
 141.3 C02.2   144.1 C04.1
  141.31 C02.2 144.8 C04.8
 141.4 C02.1   144.9 C04.9
 141.5 C02.8
 141.6 C02.4   **145 Andere und nicht**
 141.8 C02.8   **näher bezeichnete**
 141.9 C02.9   **Teile des Mundes**

142 Speicheldrüsen,   145.0 C06.0
 große   145.1 C06.1
          145.11 C06.11
 142.0 C07.9   145.12 C06.12
 142.1 C08.0   145.13 C06.13
 142.2 C08.1   145.2 C05.0
 142.8 C08.8   145.3 C05.1
 142.9 C08.9   145.4 C05.2
         145.5 C05.9
         145.6 C06.2
          145.61 C06.2
         145.8 C06.8
         145.9 C06.9

3. Auflage → 4./5. Auflage

146 Oropharynx

146.0	C09.9
146.1	C09.0
146.2	C09.1
146.3	C10.0
146.4	C10.1
146.5	C10.8
146.6	C10.2
146.7	C10.3
146.8	C10.8
146.9	C10.9

147 Nasopharynx

147.0	C11.0
147.1	C11.1
147.2	C11.2
147.3	C11.3
147.8	C11.8
147.9	C11.9

148 Hypopharynx

148.0	C13.0
148.1	C12.9
148.2	C13.1
148.3	C13.2
148.8	C13.8
148.9	C13.9

149 Andere und ungenau bezeichnete Lokalisationen im Mundbereich und Pharynx

149.0	C14.0
149.1	C14.2
149.8	C14.8
149.9	C76.0

3. Auflage → 4./5. Auflage

150 Ösophagus

150.0	C15.0
150.1	C15.1
150.2	C15.2
150.3	C15.3
150.4	C15.4
150.5	C15.5
150.8	C15.8
150.9	C15.9

151 Magen

151.0	C16.0
151.1	C16.4
151.12	C16.42
151.14	C16.44
151.2	C16.3
151.21	C16.31
151.22	C16.32
151.23	C16.33
151.24	C16.34
151.3	C16.1
151.31	C16.11
151.32	C16.12
151.33	C16.13
151.34	C16.14
151.4	C16.2
151.41	C16.21
151.42	C16.22
151.43	C16.23
151.44	C16.24
151.5	C16.5
151.6	C16.6
151.8	C16.8
151.9	C16.9

3. Auflage → 4./5. Auflage

152 Dünndarm

152.0	C17.0
152.01	C17.01
152.02	C17.02
152.03	C17.03
152.04	C17.04
152.1	C17.1
152.2	C17.2
152.3	C17.3
152.8	C17.8
152.9	C17.9

153 Dickdarm

153.0	C18.3
153.1	C18.4
153.11	C18.41
153.12	C18.42
153.13	C18.43
153.2	C18.6
153.3	C18.7
153.4	C18.0
153.41	C18.0
153.5	C18.1
153.6	C18.2
153.7	C18.5
153.8	C18.8
153.9	C18.9

3. Auflage → 4./5. Auflage

154 Rektum, Anus, Analkanal

154.0	C19.9
154.1	C20.9
154.11	C20.91
154.12	C20.92
154.13	C20.93
154.2	C21.1
154.3	C21.0
154.8	C21.8

155 Leber und intra- hepatische Gallenwege

155.0	C22.0
155.01	C22.01
155.02	C22.02
155.1	C22.1

156 Gallenblase und extra- hepatische Gallenwege

156.0	C23.9
156.01	C23.91
156.02	C23.92
156.03	C23.93
156.1	C24.0
156.11	C24.01
156.12	C24.02
156.13	C24.03
156.14	C24.04
156.15	C24.05
156.2	C24.1
156.8	C24.8
156.9	C24.9

3. Auflage → 4./5. Auflage	3. Auflage → 4./5. Auflage
157 Pankreas	**160 Nase und Nebenhöhlen, Ohr**

3. Auflage	4./5. Auflage		3. Auflage	4./5. Auflage
157.0	C25.0		160.0	C30.0
157.1	C25.1		160.1	C30.1
157.2	C25.2		160.2	C31.0
157.3	C25.3		160.3	C31.1
157.31	C25.3		160.4	C31.2
157.32	C25.3		160.5	C31.3
157.4	C25.4		160.8	C31.8
157.8	C25.8		160.9	C31.9
157.9	C25.9			

158 Peritoneum und Retroperitoneum

161 Larynx

3. Auflage	4./5. Auflage		3. Auflage	4./5. Auflage
			161.0	C32.0
			161.1	C32.1
158.0	C48.0		161.2	C32.2
158.01	C48.01		161.3	C32.3
158.02	C48.02		161.8	C32.8
158.03	C48.03		161.9	C32.9
158.04	C48.04			

162 Trachea, Bronchien, Lunge

3. Auflage	4./5. Auflage
158.8	C48.1
158.81	C48.11
158.82	C48.12
158.83	C48.13
158.84	C48.14
158.85	C48.15
158.86	C48.16
158.9	C48.2

3. Auflage	4./5. Auflage
162.0	C33.9
162.2	C34.0
162.21	C34.01
162.22	C34.02
162.23	C34.0
162.3	C34.1
162.4	C34.2
162.5	C34.3
162.8	C34.8
162.9	C34.9

159 Verdauungsorgane o.n.A.

3. Auflage	4./5. Auflage
159.0	C26.0
159.8	C26.8
159.9	C26.9

3. Auflage → 4./5. Auflage		3. Auflage → 4./5. Auflage	
163 Pleura		**170 Knochen, Knorpel, Gelenke**	
163.0	C38.41	170.0	C41.0
163.1	C38.42	170.01	C41.01
163.8	C38.4	170.02	C41.02
163.9	C38.4	170.03	C41.03
		170.04	C41.04
164 Thymus, Herz, Mediastinum		170.05	C41.05
		170.06	C41.06
		170.07	C41.07
164.0	C37.9	170.1	C41.1
164.1	C38.0	170.11	C41.11
164.2	C38.1	170.2	C41.2
164.3	C38.2	170.21	C41.21
164.8	C38.8	170.22	C41.22
164.9	C38.3	170.23	C41.23
		170.24	C41.24
165 Ungenaue Lokalisationen im Respirationstrakt		170.25	C41.25
		170.26	C41.26
		170.3	C41.3
165.0	C39.0	170.31	C41.31
165.8	C39.8	170.32	C41.32
165.9	C39.9	170.33	C41.33
		170.34	C41.34
169 Hämatopoetisches und retikuloendotheliales System		170.35	C41.35
		170.36	C41.36
		170.37	C41.37
		170.4	C40.0
169.0	C42.0	170.41	C40.01
169.1	C42.1	170.42	C40.02
169.2	C42.2	170.43	C40.03
169.3	C42.3	170.44	C40.04
169.4	C42.4	170.45	C40.05
		170.46	C40.06
		170.47	C40.07
		170.48	C40.08

3. Auflage → 4./5. Auflage

3. Auflage	4./5. Auflage
170.5	C40.1
170.51	C40.11
170.52	C40.12
170.53	C40.13
170.55	C40.14
170.56	C40.15
170.57	C40.16
170.58	C40.17
170.6	C41.4
170.61	C41.41
170.62	C41.46
170.63	C41.42
170.64	C41.43
170.65	C41.44
170.66	C41.45
170.67	C41.47
170.68	C41.48
170.7	C40.2
170.71	C40.21
170.72	C40.22
170.73	C40.23
170.74	C40.35
170.76	C40.25
170.77	C40.26
170.78	C40.27
170.8	C40.3
170.81	C40.31
170.82	C40.32
170.83	C40.33
170.84	C40.34
170.85	C40.36
170.86	C40.36
170.87	C40.38
170.88	C40.39
170.9	C41.9

3. Auflage → 4./5. Auflage

171 Bindegewebe, subkutane und andere Weichteilgewebe

3. Auflage	4./5. Auflage
171.0	C49.0
171.01	C49.01
171.02	C49.02
171.03	C49.03
171.04	C49.04
171.05	C49.05
171.06	C49.06
171.2	C49.1
171.21	C49.11
171.22	C49.12
171.23	C49.13
171.24	C49.14
171.25	C49.15
171.26	C49.16
171.27	C49.17
171.28	C49.18
171.3	C49.2
171.31	C49.21
171.32	C49.22
171.33	C49.23
171.34	C49.24
171.35	C49.25
171.36	C49.26
171.37	C49.27
171.38	C49.28
171.4	C49.3
171.41	C49.31
171.42	C49.32
171.43	C49.33
171.44	C49.34
171.45	C47.3
171.46	C49.36
171.47	C49.37

3. Auflage → 4./5. Auflage   3. Auflage → 4./5. Auflage

 171.5 C49.4
  171.51 C49.41 173 Haut
  171.52 C49.42
  171.53 C49.43   173.0 C44.0
  171.54 C49.44   173.01 C44.01
  171.55 C49.45   173.02 C44.02
  171.56 C49.46   173.03 C44.03
 171.6 C49.5   173.1 C44.1
  171.61 C49.51   173.11 C44.11
  171.62 C49.52   173.12 C44.12
  171.63 C47.5   173.13 C44.13
  171.64 C49.54   173.14 C44.14
  171.65 C49.55   173.15 C44.15
  171.66 C49.56   173.2 C44.2
  171.67 C49.57   173.21 C44.21
 171.7 C49.6   173.22 C44.22
  171.71 C49.61   173.3 C44.3
  171.72 C49.62   173.31 C44.31
  171.73 C49.63   173.32 C44.32
 171.8 C49.8   173.33 C44.33
 171.9 C49.9   173.34 C44.34
  171.91 C49.91   173.35 C44.35
  171.92 C49.92   173.36 C44.36
  171.93 C49.93   173.4 C44.4
  171.94 C49.94   173.41 C44.41
  171.95 C49.95   173.42 C44.42
  171.96 C49.96   173.43 C44.43
  171.97 C47.9   173.44 C44.44
  171.98 C49.97
  171.99 C49.98

3. Auflage → 4./5. Auflage	3. Auflage → 4./5. Auflage
173.5 C44.5	174 weibliche Brust
173.51 C44.51	
173.52 C44.52	174.0 C50.0
173.53 C44.53	174.1 C50.1
173.54 C44.54	174.2 C50.2
173.55 C44.55	174.3 C50.3
173.56 C44.56	174.4 C50.4
173.57 C44.57	174.5 C50.5
173.58 C44.58	174.6 C50.6
173.6 C44.6	174.8 C50.8
173.61 C44.61	174.9 C50.9
173.62 C44.62	
173.63 C44.63	175 männliche Brust
173.64 C44.64	*175.9* C50.9
173.65 C44.65	
173.66 C44.66	179 Uterus o.n.A.
173.67 C44.67	
173.68 C44.68	179.9 C55.9
173.7 C44.7	
173.71 C44.71	180 Cervix uteri
173.72 C44.72	
173.73 C44.73	180.0 C53.0
173.74 C44.74	180.01 C53.01
173.75 C44.75	180.02 C53.02
173.76 C44.76	180.1 C53.1
173.77 C44.77	180.11 C53.11
173.78 C44.78	180.12 C53.12
173.8 C44.8	180.8 C53.8
173.9 C44.9	180.9 C53.9
	181 Plazenta
	181.9 C58.9

3. Auflage → 4./5. Auflage

182 Corpus uteri

    182.0   C54.3, C54.9
    182.1   C54.0
    182.8   C54.8
    182.9   C54.9

183 Ovar, Tube, Bandapparat

    183.0   C56.9
    183.2   C57.0
    183.3   C57.1
    183.4   C57.3
    183.5   C57.2
    183.8   C57.8
    183.9   C57.4

184 Vagina, Vulva

    184.0   C52.9
       184.01   C52.91
       184.02   C52.92
       184.03   C52.93
       184.04   C52.94
       184.05   C52.95
       184.06   C52.96
    184.1   C51.0
    184.2   C51.1
    184.3   C51.2
    184.4   C51.9
       184.41   C51.9
       184.42   C51.9
    184.8   C51.8
    184.9   C51.9

3. Auflage → 4./5. Auflage

185 Prostata

    185.9   C61.9
       185.91   C61.93
       185.92   C61.91
       185.93   C61.92
       185.94   C61.94

186 Hoden

    186.0   C62.0
    186.9   C62.1, C62.9

187 Penis und andere männliche Genitalorgane

    187.1   C60.0
    187.2   C60.1
    187.3   C60.2
    187.4   C60.9
    187.5   C63.0
       187.51   C63.01
       187.52   C63.02
       187.53   C63.03
    187.6   C63.1
    187.7   C63.2
    187.8   C63.7, C.63.8
    187.9   C63.9

3. Auflage → 4./5. Auflage

188 Harnblase

188.0	C67.0
188.1	C67.1
188.2	C67.2
188.3	C67.3
188.4	C67.4
188.5	C67.5
188.6	C67.6
188.7	C67.7
188.8	C67.8
188.9	C67.9

189 Niere, Ureter, Urethra

189.0	C64.9
189.01	*C64.9*
189.02	C64.91
189.03	C64.92
189.04	C64.93
189.1	C65.9
189.11	C65.91
189.12	C65.92
189.2	C66.9
189.3	C67.5
189.4	C68.1
189.8	C68.8
189.9	C68.9

3. Auflage → 4./5. Auflage

190 Auge und Tränendrüsen

190.0	C69.4
190.01	C69.41
190.02	C69.42
190.03	C69.43
190.04	C69.44
190.05	C69.45
190.1	C69.6
190.11	C69.61
190.12	C69.62
190.13	C69.63
190.14	C69.64
190.15	C69.65
190.16	C69.66
190.2	C69.5
190.3	C69.0
190.31	C69.01
190.32	C69.02
190.33	C69.03
190.4	C69.1
190.41	C69.1
190.5	C69.2
190.6	C69.3
190.7	C69.5
190.71	C69.51
190.72	C69.52
190.73	C69.53
190.8	C69.8
190.9	C69.9

3. Auflage → 4./5. Auflage   3. Auflage → 4./5. Auflage

191 Gehirn   191.7   C71.7
                                            191.71   C71.71
  191.0   C71.0   191.72   C71.72
    191.01   C71.01   191.73   C71.73
    191.02   C71.02   191.74   C71.74
    191.03   C71.03   191.75   C71.75
    191.04   C71.04   191.76   C71.76
    191.05   C71.05   191.78   C71.78
    191.07   C71.07   191.8   C71.8
    191.08   C71.08   191.9   C71.9
  191.1   C71.1
  191.2   C71.2   192 Andere Teile des Nervensystems
    191.21   C71.21
    191.22   C71.22   ***192.0***   C72.2-C72.5
  191.3   C71.3   ***192.01***   C72.2, C72.3
  191.4   C71.4   ***192.02***   C72.51, C72.55, C72.57
  191.5   C71.5   192.03   C72.56
    191.51   C71.51   192.04   C72.52
    191.52   C71.52   192.05   C72.4
    191.53   C71.53   192.06   C72.53
    191.54   C71.54   192.07   C72.58
    191.55   C71.77   ***192.08***   C72.54, C72.59
    191.56   C71.55   192.1   C70.0
    191.57   C71.56   192.11   C70.01
    191.58   C71.5   192.12   C70.04
  191.6   C71.6   192.13   C70.05
    191.61   C71.61   192.14   C70.06
    191.62   C71.62   192.15   C70.02
    191.63   C71.63   192.16   C70.03
    191.64   C71.64
    191.65   C71.65

3. Auflage → 4./5. Auflage   3. Auflage → 4./5. Auflage

   192.2   C72.0   194 Andere endokrine Drüsen
      192.21   C72.01
      192.22   C72.02   194.0   C74.x
      192.23   C72.03   194.01   C74.0
      192.24   C72.04   194.02   C74.1
      192.25   C72.05   194.03   C74.9
      192.26   C72.06, C72.1   194.1   C75.0
   192.3   C70.1   194.3   C75.1
      192.31   C70.11   194.31   C75.11
      192.32   C70.12   194.32   C75.12
      192.33   C70.13   194.33   C75.2
   192.4   C47.x   194.34   C75.13
      192.41   C47.0   194.4   C75.3
      192.42   C47.1   194.5   C75.4
      192.43   C47.2   194.6   C75.5
      192.44   C47.5   194.61   C75.51
   192.6   C47.9   194.62   C75.52
      192.61   C47.9   194.63   C75.53
      192.62   C47.9   194.8   C75.8
      192.63   C47.9   194.9   C75.9
      192.64   C47.9
      192.65   C47.9   195 Mangelhaft bezeichnete
   192.7   C47.9   Lokalisationen
   192.8   C72.8
   192.9   C72.9   195.0   C76.0
                                                       195.1   C76.1
193 Schilddrüse   195.2   C76.2
                                                       195.3   C76.3
   193.9   C73.9   195.4   C76.4
      193.91   C73.91   195.5   C76.5
      193.92   C73.92   195.8   C76.7
      193.93   C73.93
      193.94   C73.94
      193.95   C73.95

3. Auflage → 4./5. Auflage

196 Lymphknoten

  196.0   C77.0
    196.01   C77.01
    196.02   C77.02
    196.03   C77.03
    196.04   C77.04
    196.05   C77.05
    196.06   C77.06
    196.07   C77.07
    196.08   C77.08
  196.1   C77.1
    196.11   C77.11
    196.12   C77.12
    196.13   C77.13
    196.14   C77.14
    196.15   C77.15
    196.16   C77.16
    196.17   C77.17
    196.18   C77.18
  196.2   C77.2
    196.21   C77.21
    196.22   C77.22
    196.23   C77.23
    196.24   C77.24
    196.25   C77.25
    196.26   C77.26
    196.27   C77.27
    196.28   C77.28
    196.29   C77.29
  196.3   C77.3
    196.31   C77.31
    196.32   C77.32
    196.33   C77.33
    196.35   C77.35, C77.36

3. Auflage → 4./5. Auflage

  196.5   C77.4
    196.51   C77.41
    196.52   C77.42
    196.53   C77.43
  196.6   C77.5
    196.61   C77.51
    196.62   C77.52
    196.63   C77.53
    196.64   C77.54, C77.55
    196.68   C77.58
  196.8   C77.8
  196.9   C77.9

199 Unbekannte Primärlokalisation

  199.9   C80.9

B. Spiessl, O. H. Beahrs, P. Hermanek, R. V. P. Hutter, O. Scheibe, L. H. Sobin, G. Wagner (Hrsg.)

TNM-Atlas
Illustrierter Leitfaden zur TNM/pTNM-Klassifikation maligner Tumoren

Aus dem Englischen übersetzt von B. Spiessl, P. Hermanek, O. Scheibe, G. Wagner

Illustrationen von U. Kerl-Jentzsch, J. Kühn, M. Hasse

UICC International Union Against Cancer

3. Aufl. 1993. XVI, 359 S. 470 Abb. Brosch. DM 44,–; öS 343,20; sFr 48,50
ISBN 3-540-56439-X

Die TNM-Klassifikation ist die weltweit häufigst verwendete und international einheitliche Klassifikation der anatomischen Ausbreitung maligner Tumoren. Sie hilft
1. dem Kliniker bei der Behandlungsplanung,
2. bei der Stellung der Prognose
3. bei der Auswertung der Behandlungsergebnisse,
4. beim Informationsaustausch zwischen Behandlungszentren, und
5. die kontinuierliche Erforschung der menschlichen Krebserkrankungen zu verbessern.

Im **TNM-Atlas** werden die Regeln für die Klassifikation der verschiedenen Tumoren durch schematische bildliche Darstellungen veranschaulicht und es wird somit die praktische Anwendung des TNM-Systems erleichtert. Die 3. Auflage enthält alle Neuerungen der letzten Jahre einschließlich neuer Klassifikationen für Dünndarmkarzinome und Pleuramesotheliom sowie die neuen ICD-O-Code-Nummern. Eine aktualisierte Kurzfassung der T- und N-Kategorien liegt in Form einer handlichen Broschüre bei.

P. Hermanek, O. Scheibe, B. Spiessl, G. Wagner (Hrsg.)

TNM
Klassifikation Maligner Tumoren

Übersetzt aus dem Englischen von den Herausgebern

4. Aufl. 1987. 2. Revision. XX, 225 S. 1 Abb. Brosch. DM 25,–; öS 195,–; sFr 27,50
ISBN 3-540-17602-0

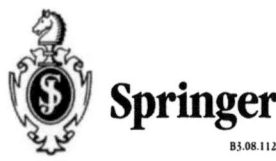

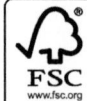

MIX
Papier aus verantwortungsvollen Quellen
Paper from responsible sources
FSC® C105338

If you have any concerns about our products,
you can contact us on
ProductSafety@springernature.com

In case Publisher is established outside the EU,
the EU authorized representative is:
**Springer Nature Customer Service Center GmbH
Europaplatz 3, 69115 Heidelberg, Germany**

Printed by Libri Plureos GmbH
in Hamburg, Germany